中医药服务评价
研究与实践

主审
窦丹波

主编
许文杰　马　杰

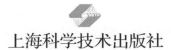

上海科学技术出版社

图书在版编目（CIP）数据

中医药服务评价研究与实践 / 许文杰，马杰主编
. -- 上海 ： 上海科学技术出版社，2023.3
ISBN 978-7-5478-6095-3

Ⅰ．①中… Ⅱ．①许… ②马… Ⅲ．①中国医药学－
卫生服务－评价－研究－中国 Ⅳ．①R2

中国国家版本馆CIP数据核字(2023)第036758号

中医药服务评价研究与实践

主审　窦丹波
主编　许文杰　马　杰

上海世纪出版（集团）有限公司
上海 科 学 技 术 出 版 社 出版、发行
（上海市闵行区号景路 159 弄 A 座 9F－10F）
邮政编码 201101　　www.sstp.cn
上海中华印刷有限公司印刷
开本 787×1092　1/16　印张 7.25
字数 120 千字
2023 年 3 月第 1 版　2023 年 3 月第 1 次印刷
ISBN 978－7－5478－6095－3/R·2714
定价：68.00 元

内容提要

　　本书在概述我国传统医学历史源流、分析我国中医药服务基本情况以及总结中医药服务现有评价方法的基础上，引用、借鉴现代医学卫生服务评价方法，结合中医药服务的特点，以世界卫生组织传统医学发展相关政策为纲领，将中医药放在全球健康服务的视角下，对中医药服务领域相关指标进行全面梳理，建立了一套具有较高信度和效度，并易于实际应用和推广的中医药服务综合评价指标体系，探索了中医药服务评价的新模式。本书引导读者学习和了解如何在保证中医药服务安全、有效和合理使用的原则下对中医药服务进行综合评价，可供本研究领域的科研工作者、管理人员和专业学生参考使用。

编委会名单

主审

窦丹波

主编

许文杰　马　杰

副主编

贾　杨　李　明　陈　怡

编委

（以姓氏笔画为序）

丁世凯　王霆钧　刘又宁　刘海龙　汤康敏　李睿泷
杨成浩　吴婕妤　何奕坤　张菁婧　邵天旸　祖亮华
　　　晋　永　顾思臻　黄文强　谢孺韬

编委会

主任

主编

副主编

编委
（以姓氏笔画为序）

序

中医药学承载着中国人民同疾病做斗争的理论知识和认知，包含了中华民族几千年的医疗实践经验和健康养生理念，为我国人民防病治病和民族繁衍做出了巨大贡献。这一祖先用聪明才智所创造的传统医学，凝聚着中国人民和中华民族的博大智慧，是中华文明的一个瑰宝。新中国成立以来，我国中医药事业取得显著成就，为增进人民健康发挥了重要作用。

"推动中医药振兴发展，坚持中西医并重""传承精华，守正创新，加快推进中医药现代化、产业化，让中医药走向世界""充分发挥中医药防病治病的独特优势和作用，为建设健康中国、实现中华民族伟大复兴的中国梦贡献力量"。习近平总书记在国内外多次考察调研和讲话中，就发展中医药做出一系列重要指示和论述，这成为新时代传承发展中医药事业的根本遵循和行动指南。

深刻认识中医药的发展规律、创新发展理念、精心谋划设计以引领实践是中医药事业发展的大势所趋。近年来，党中央、国务院对新时代中医药工作做出战略部署和顶层设计，颁布《中华人民共和国中医药法》、出台《中医药发展战略规划纲要（2016—2030 年）》、印发《促进中医药传承创新发展的意见》，实施中医药振兴发展重大工程，中医药行业迎来前所未有的大好局面和机遇。

中医药健康服务内涵丰富，涉及领域多元。为了进一步推动中医药事业的高质量发展，需要建立健全管理体系、强化管理职能。其中，探索符合中医学特点的评价方式是一项很重要的工作，这也考验着政府部门、医疗机构与业界学者的智慧。为进一步落实国务院《中医药发展战略规划纲要（2016—2030 年）》《上海市中医药发展战略规划纲要（2018—2035 年）》的建设任务和要求，探索中医药服务综合评价的新模式，在上海市卫生健康委员会、上海市中医药管理局和上海市中医药学会的指导下，上海中医药大学依靠专业优势，

〜✿〜

　　组织校本部及附属医院的专家团队,编著了《中医药服务评价研究与实践》。在编写过程中,也充分发挥"跨界协同育人服务学生成长导师团"机制,体现了学科育人的特色。

　　中医药服务评价尚属年轻领域,许多研究还处于探索阶段,很多工作还有待于在实践中不断完善。本书为中医药健康服务领域的研究开辟了一个新的窗口,为相关管理和研究人员提供了一些灵感与启发,希望有识之士能在这一领域进一步深耕,提出更多真知灼见。相信在各界的共同努力下,中医药事业的发展必将造福人民,助推人类卫生健康共同体建设。

胡鸿毅

教授　主任医师
上海市卫生健康委员会副主任
上海市中医药管理局副局长
中华中医药学会副会长
上海市中医药学会会长
《辞海》分科(中医卷)主编

前　言

中医药是我国独特的卫生资源,在中央、地方各级政府和卫生行政部门的领导、支持下,中医药事业获得了长足的发展,基本形成了中医药医疗、保健、科研、教育、产业和文化整体发展的新格局,对增进和维护人民群众健康的作用更加突出,在经济社会发展中的贡献度日益提升。

习近平总书记强调:"要遵循中医药发展规律,传承精华,守正创新,加快推进中医药现代化、产业化,坚持中西医并重,推动中医药和西医药相互补充、协调发展,推动中医药事业和产业高质量发展,推动中医药走向世界,充分发挥中医药防病治病的独特优势和作用,为建设健康中国、实现中华民族伟大复兴的中国梦贡献力量。"党和国家领导人一贯重视中医药工作,使中医药的振兴发展迎来了天时、地利、人和的大好时机。

随着中医药卫生服务工作的不断开展、中医药全球化脚步的加快以及所面临的社会和经济变化,如何更好地提升中医药服务的品质和水平,如何更有效地规范中医药服务的合理使用,如何更方便地满足人们对中医药服务的需求,如何更恰当地对中医药服务的安全性、有效性以及合理使用进行评价和监管,探索设立一个体系完整、分层科学、权重合理、评价规范的指标系统已经成为一个迫切需要解决的问题。

全球范围内传统和补充医学加速复兴,西方世界开发天然药物、崇尚自然疗法也不断掀起新的浪潮,包括中医药在内的传统医学获得了难得的发展机遇。近年来,世界卫生组织明确提出了促进更加安全有效地使用传统和补充医学的战略目标,这将成为进一步保护和发展传统医学的助推器。倘若我国能以世界卫生组织的相关战略文件为指导,将中医药放在全球健康的视角下,探索既符合国际通行标准又充分体现传统医学自身特点的评价方法,建立中医药服务综合评价的新模式,同时将中国中医药服务评价体系的经验和教训与其他国家分享,将对提升中医药在全球健康卫生服务领域中的地位、推动中医药走向世界以及实现世界卫生组织"全民健康覆盖"的目标,起到积极作用。

　　本书所呈现的是编著者近年来开展的部分研究,也是希望与同道进行更多的交流探讨。众所周知,作为传统医学,中医药从理论到实践都有着不同于现代医学的体系,我们有必要不断扩展研究范围和技术,以期契合中医药体系特点,最终的目的就是真实、详细地了解中医药服务或技术的发展现状和效果,合理地衡量中医药服务提供的效率;促进中医药服务管理的科学化、规范化程度,提高中医药健康服务水平和社会经济效益;为中医药服务评价研究提供新思路,拓宽中医药服务的研究领域,同时为政府相关政策的制定提供依据和方法学基础。

　　本书是对中医药服务评价体系的初步探讨,希望能引起同道关注,抛砖引玉以俟高明,今后共同推进。

教授　主任医师
上海中医药大学传统医学国际疾病分类研究与服务评价中心主任
上海中医药大学附属曙光医院传统医学科主任

目　录

目 录

第一章
中医药概述

    中医药是包括汉族和少数民族医药在内的我国各民族医药的统称，是反映中华民族对生命、健康和疾病的认识，具有悠久历史传统和独特理论及技术方法的医药学体系。

    中医药以中医药理论与实践经验为主体，研究人类生命活动中健康与疾病转化规律及其预防、诊断、治疗、康复和保健。中医药理论体系是在我国古代辩证法和朴素唯物论的指导下，通过长期医疗实践，逐步形成和发展的。中医药临床服务以阴阳五行作为理论基础，将人体看作是形、气、神的统一体，通过望、闻、问、切四诊合参的方法，探求病因、病位、病性、病机，以辨证论治为原则，使用中药、针灸、推拿、按摩、拔罐、食疗、气功等多种治疗手段，使人体达到阴阳调和，从而祛病强体。

一、早期医疗探索

（一）火之祝祷

    有关火的发明，中国主要的传说是燧人氏钻木取火。《韩非子·五蠹》记载："民食果蓏蚌蛤，腥臊恶臭而伤害腹胃，民多疾病。有圣人作，钻燧取火以化腥臊，而民说之，使王天下，号之曰燧人氏。"另有古籍记载伏羲氏、神农氏等也曾利用火来造福人民。《绎史》卷三引《河图挺辅佐》中就有言道伏羲"禅于伯牛，钻木作火"。从现代考古发掘来看，根据周口店北京猿人遗址中的木炭、烧石、烧骨痕迹等进行初步推测，中国的原始人类早在约 50 万年以前就开始了火的使用，并学会了管理和保存火种。

    从此，人们告别了茹毛饮血的时代，获得了一定掌控自然的能力，中华大地也开启了璀璨的文明。人们用火来驱散寒冷与潮湿，为自己创造温暖、干燥、适宜生存的环境；人们用火照亮黑暗，便于夜间行动，也吓退试图进行袭击的野兽；人们用火烹煮食物，化腥为熟，改善了人类饮食卫生,加强了食物营养的吸收,扩大了食物的来源。火的应用,大大降低了人类身体发生内病和外伤的概率,改善了人类的体质,延长了人类的寿命,提高了人类的存活率。

(二) 习舞健身

最初的原始舞蹈,正如《尚书·舜典》所言"百兽率舞",是模拟动物的各种动作。随着人类社会的进步和社会劳动力的发展,后来的原始舞蹈逐渐加入了美化生活和生产劳动的动作,使其表现更加具体的内容,从而成为人类情感的部分寄托。

经过长期的实践,人们发现舞蹈除能舒缓情绪外,对于机体的健康也有一定的帮助,可以在一定程度上缓解病痛、强身健体。在原始舞蹈的基础上,导引作为一种医疗保健形式应运而生。《吕氏春秋·古乐篇》记载:"昔陶唐之始,阴多滞伏而湛积,水道壅塞,不行其原,民气郁阏而滞着,筋骨瑟所不达,故作为舞以导之。"

中医导引疗法就是在这样的基础上发展而来的,并逐渐成为中医运动疗法的重要内容之一,为古代卫生保健增添了新的内容。

(三) 砭石与灸

砭石是我国的原始医疗工具之一。东汉许慎《说文解字》卷九载:"砭,以石刺病也。"原始人常于野外搏斗,受到的创伤会感染化脓,再加上环境的恶劣也会带来头部或关节疼痛。当剧痛难忍时,用锋利尖锐的石片切割脓疱或浅刺身体的某些部位,可以减轻或消除病痛。《素问·异法方宜论》载:"九针者,亦从南方来。"九针由砭石发展而来。全元起注《素问》:"东方之人多痈肿聚结,故砭石生于东方。"一般认为,用砭石治病起源于新石器时期,当时的人们开始对工具产生改造的意识,逐渐掌握了打制和磨制技术,开始制造较为精细的石器,砭石随之出现。砭石也是后世针具的基础和前身。全元起注《素问》指出:"砭石者,是古外治之法,有三名,一针石,二砭石,三镵石,其实一也。古来未能铸铁,故用石为针。"随着砭石的广泛应用,人们又发明了骨针与竹针。当有能力烧制陶器时,又发明了陶针。随着冶金技术的出现,人们又创制出了铜针、金针、银针,丰富了针的种类,扩大了针刺治疗的范围。

灸法的历史也很悠远。灸,《说文解字》卷十释为"灼也",即以火进行长时间的烧灼。在用火过程中,先民可能偶尔不慎灼伤自己,结果却使身体一部分的病痛意外地得到减轻,甚或痊愈。由此多次进行重复体验,便主动以烧灼之法来治疗一些病痛,逐渐形成灸法。灸法与火的使用有着密切关系。《素问·异法方宜论》中载:"灸焫者,亦从北方来。"中国北方天气寒冷,人类所患疾病更偏向于寒证,需要采用能带来热量的灸法进行对证治疗。古代不同的取火方法曾给当时的灸疗选用火源形成一定影响。如南朝宋陈延之《小品方》记载,灸疗不宜用八木之火,而宜用"阳燧"从太阳取火。作为施灸的"艾草",是取火的重要材料,被称为"冰台"。西晋张华《博物志》记载："削冰令圆,举而向日,以艾承其影,则得火,故艾名为冰台。"意即远古时期的先民把冰磨成圆镜,然后通过圆镜折射阳光来引燃艾绒取火,所以把艾称为冰台。之后的历代医家也多用艾来灸百病,因此艾又被称作灸草。

此外,除了使用砭石和灸法,原始人在生产劳动或与野兽搏斗中,遭受外伤导致身体出现疼痛和肿胀时,往往会本能地用手按抚受伤部位,这些动作虽然简单,却可起到散瘀消肿、减轻疼痛的作用。长期反复应用抚摸按揉手法,并不断地发展和积累,就逐渐形成了原始的按摩法。

(四)巫医分离

《春秋内事》载:"伏羲氏定天地,分阴阳。"传说,远古时期的人们向圣人伏羲请教自然与生命的问题。伏羲仰观天象、俯察地理、近取自身、远取万物,探索世界万物的规律与奥秘。他发现了天与地、昼与夜、寒与暑、明与暗、雌与雄等相互对立的事物,由此逐渐形成"阴阳"的概念。最初,"阴阳"指的是日光的向背。"阳"即为朝向日光及相关属性,如明亮的、温暖的、运动的;"阴"则是背向日光及相关属性,如晦暗的、寒冷的、静止的。世界万物均由阴阳之变调控,均受阴阳之理制约。而"八卦"与"阴阳"的关系十分密切。《易经》有言:"易有太极,是生两仪,两仪生四象,四象生八卦。"在文字出现前,八卦被用来记述与推算各类事物的性质、关系与变化,其中也包括对人体和生命的认识,为中医学理论体系的建立打下了基础。

巫产生于原始社会晚期,源于人类在具备一定的思维能力后,对自然力量的不解、敬畏和恐惧。巫是人类在繁衍生息中,顺应自然、改变自然的一种原始文化,是万物有灵崇拜时期的统称,巫文化涵盖天文地理、医卜易理、五行八卦、祭祀等。巫在远古时期是沟通天地的灵媒,也是部落里面最有智慧的人,他们通过占卜让部落趋吉避凶,通过天文地理、星象转移来迁移部落,寻找更加适合部落居住的地方,同时通过巫术来治疗疾病。基于对超自然现象的认知,巫术在奴隶社会时期逐渐定型,出现了专职人员,即巫师。当时,巫师成为了知识阶层的代表,具有治病的职能。《山海经》载:"开明东有巫彭、巫抵……皆操不死之药以距之。"由此,巫与医联系在了一起。

随着科学技术的进步与社会的发展,当时难以理解的超自然现象逐渐得以被正确地认知和解释,巫术的地位不断下降。科学技术的进步带来的理论认识,以及时间带来的经验积累,也让医学逐渐脱离巫术,确立自身价值,成为一种自然科学。社会分工日趋专业带来了专职医生的出现,周代已有掌管医疗行政制度的官员——医师,下设食医、疾医、疡医和兽医。春秋时期,晋景公罹患重病,召巫人驱疾,久治而无效。名医医缓细检病情,认为已病入膏肓,针灸难治、药物难达。尽管如此,晋景公依然称赞医缓为良医。可见,当时中国的传统医学已脱离巫术,并逐渐得到社会的接受与认可。

二、实践与发展

中医学的发展始终建立在前代不断探索的基础上,历代医家在积累丰富实践经验的同时,对中医学理论又进一步进行分类、整理和归纳。

(一) 中医学理论体系的形成

中医学理论体系形成的标志是《黄帝内经》的问世。《黄帝内经》简称《内经》,是中医学最早的经典著作,包括《素问》《灵枢》两部分。《内经》综合了大量的早期简帛医籍,堪称战国以前医学的集大成之作。《素问》主要论述人体的脏腑、经络、病因、病机、病证、诊法、治疗原则,并提到了针灸的治疗方法;《灵枢》则更重在阐述经络腧穴、针具、刺法及治疗原则。两者皆强调辨证论治,体现人与自然统一的整体观念,恰与中国传统哲学的世界观与自然观、认识论与方法论相统一。可以说,《内经》标志着中医基础理论的基本奠定,也是中国传统哲学对中医学术理论体系构建的影响的集中体现。

与其并传的还有秦越人所著的《难经》。《难经》以问答的形式编撰而成,旨在阐明《内经》之奥义,集中讨论了 81 个问题,包含脉学、经络、脏腑、疾病、腧穴、针法等主题,因此也称《黄帝八十一难经》《八十一难》。《难经》中首次提出了"独取寸口"的诊脉方法,最早提出"奇经八脉"的名称并对其循行、功能、病证和互相的联系进行了系统的介绍,作为对于《内经》的补充,为中医学理论体系的建立做出了贡献。清代《医学源流论》中对其评价道:"其中有自出机杼,发挥妙道,未尝见于《内经》而实能显《内经》之奥义,补《内经》之所未发,此盖别有师承,足与《内经》并垂千古。"

(二) 中药理论的萌芽

《神农本草经》是我国第一部药物学经典著作,为秦汉以来许多医药学家搜集、加工、整理编撰而成。该书成书于东汉,托名"神农"所作,宋代刘恕《通鉴外纪》记载:"民有疾病,未知药石,炎帝始味草木之滋,尝一日而遇七十毒,神而化之,遂作方书,以疗民疾,而医道立矣。"有关神农尝百草的记载大多神化了炎帝神农氏的形象,但也生动地展现出远古先民通过无数次尝试,认识天然药物的实践过程。原始人在采集食物时由于缺乏经验,有时会误食有毒的植物,有时也会食入具有治疗作用的植物。经过长期的实践,人们逐渐积累起对植物药的认识。在伤口流血情况下,先民还学会用树叶、草茎、泥灰涂敷在伤口上,从而发现某些植物具有止血、止痛的作用,逐渐积累了药物外用的经验。随着狩猎和渔业的发展以及火的使用,人们又开始了解到某些动物的脂肪、血液、内脏及骨骼、甲壳等的食用及药用价值,积累了动物药知识。原始社会末期,人们对矿物的认识逐渐深入,掌握了一些矿物的性能和治疗作用,初步积累了有关矿物药的知识。

《神农本草经》收录药物 365 种,依据药物功效进行分类,为上、中、下三品。由于当时认识的限制,书中的分类虽然有一定的缺陷,但其依然对后世的药物分类起到了重要的指导作用。书中同时也指出方剂按照君、臣、佐、使进行配伍,才能更好地发挥治疗作用,减轻或者避免不良反应。《神农本草经》中还提出了"单行、相须、相畏、相使、相杀、相恶、相反"的七情和合理论;将药物分为寒、热、温、凉四种药性和酸、苦、甘、辛、咸五种药味,论述了药物的功效,从而奠定了以四气五味理论指导临床用药的基础。

陶弘景所著的《本草经集注》是南北朝时期影响范围最广的一种《神农本草经》注本,成书于 500 年前后。《本草经集注》记载了 730 种药物,几乎涵盖当时人们认知到的所有药物品种。同时,陶弘景在书中记述了不同时代的量制变迁,在《神农本草经》的基础上创造出新的药物分类方法,使《本草经集注》成为我国本草学发展史上不可磨灭的里程碑。后世又有明代李时珍历经 27 个寒暑,三易其稿完成的中国古典医学集大成巨著《本草纲目》,全书载有药物 1 892 种,收集医方 11 096 个,分为 16 部、60 类,创立了当时最先进的药物分类体系。

最初寻得治病之药时,先民直接把药放在嘴里嚼服。未经加工的药物容易导致肠胃吸收不良,影响药效发挥,且毒副作用多而严重。进入奴隶社会后,制陶、冶炼带动了烹饪的发展。人们在食物烹饪过程的启示下,尝试着把某些药物混合起来,加水煮成汤液饮服,汤剂便由此逐渐形成,这也标志了中医方剂理论的诞生。相传汤剂的发明者为伊尹,他既是商代名相和医方之祖,又擅长烹饪美食。他的医方多用食材,衍生成为后世的食疗方。由于酒在商周之前即已出现,将药物浸泡在酒中制成酒剂,也成为了最早出现的中药剂型之一。"医"的古体字为"醫",下半部分"酉"即酒盅,意通"酒"。可见酒或是药酒在中医内服药中的重要地位。此外,为了让一些药物发挥更大的疗效,或是减轻一些药物的毒性,药物的加工与炮制不可或缺。《雷公炮炙论》就是我国第一部炮制学专著,书中详细阐述了各种药物的加工方法。长期以来,临床药物的炮制以及后世许多炮制学专著都以《雷公炮炙论》作为理论指导。

(三) 辨证论治体系的确立

东汉时期,外感热病流行猖獗,汉末张仲景所著《伤寒杂病论》系统地分析了伤寒病的病因、症状、病机变化和处理方法,创造性地确立了伤寒病的太阳、阳明、少阳和太阴、少阴、厥阴"六经辨证"纲领,奠定了中医药理、法、方、药的理论基础,发展并确立了中医辨证论治的基本法则,在中医学发展史上具有承前启后的作用。

《伤寒杂病论》编成后不久亡失,后世轶析为《伤寒论》和《金匮要略》两书。如果从方剂学的角度而论,《伤寒论》载方 113 首,加上《金匮要略》载方 226 首,去其重复者,实收方剂 269 首,依然蔚为大观,其中有历代相传之经方,也有张仲景本人所创制的方剂。这些方剂,无论从数量之多、方法之众、治病之广、配伍之精、效验之神的各方面来说，都是"前无古人"的，基本概括了临床各科的常用方剂。在仲景以前，没有任何一家方书可以与之比拟，因此被后世誉为"众法之宗，群方之祖"，仲景本人也被尊为"医中之圣"，可见其对中国传统医学的不朽贡献。

（四）病因分类体系的创建

病因，是指引起人体发生疾病的原因。《医学源流论·病同因别论》说："凡人之所苦，谓之病；所以致此病者，谓之因。"我国典籍中的相关记载提示，先人很早就对人因何而得病有所思考和认识，如《礼记·乐记》中"天地之道，寒暑不时则疾"，《周礼》中"四时皆有疠疾：春时有痟首疾，夏时有痒疥疾，秋时有疟寒疾，冬时有嗽上气疾"，都说明先民已经认识到气候与疾病具有相关性。《礼记》中有因亲人死亡而"恻怛之心，痛疾之意，伤肾，干肝，焦肺……"的叙述，提出了悲痛对于健康的影响，提示当时的人们对于情志与疾病的关系有了初步的认识，出现"百病怒起"等相关的概括。此外，居住环境和饮食情况也被纳入了可能产生疾病的原因之中。如《吕氏春秋》载"轻水所多秃与瘿人，重水所多尰与躄人，甘水所多好与美人，辛水所多疽与痤人，苦水所多尪与伛人"，提出居住地的土地和水源与人体健康密切相关。又如《周礼》载"凡食齐视春时，羹齐视夏时，酱齐视秋时，饮齐视冬时"，提出了饮食的寒热与健康有关。

中医病因学说的起源很早，春秋时期，医和奉命为晋平侯治病，指出"疾不可为也，是谓近女室，疾如蛊，非鬼非食，惑以丧志"；而后又进一步提出了"六气致病说"，即"阴淫寒疾，阳淫热疾，风淫末疾，雨淫腹疾，晦淫惑疾，明淫心疾"，将阴、阳、风、雨、晦、明视作引起疾病的"六气"，提出了自然界气候的异常变化与人体疾病的关系，被视为中医病因学说的最早雏形。《黄帝内经》将病因与发病部位结合起来，以阴阳为总纲，把病因明确分为阴阳两大类，即来自自然界气候异常变化，多伤人外部肌表的属阳；凡饮食不节，居处不宜，起居失常，房事失度，情志过激，多伤人内在脏腑精气的属阴。另外，《黄帝内经》还提出了病因的三部分类法，如《灵枢·百病始生》说："夫百病之始生也，皆生于风雨寒暑、清湿、喜怒。喜怒不节则伤脏，风雨则伤上，清湿则伤下。三部之气，所伤异类。"东汉张仲景在三部分类法的基础上，依据不同病因的致病途径、发病特征和传变规律，将其归纳为内所因、外皮肤所中、其他3类，这一病因分类体系，已初步形成了中医病因学说的框架。宋代陈言在前人对病因分类研究的基础上，把病因与发病途径结合起来，明确提出了中医药关于疾病的"三因学说"。在其所著《三因极一病证方论·三因论》中说："六淫，天之常气，冒之则先自经络流入，内合于脏腑，为外所因；七情，人之常性，动之则先自脏腑郁发，外形于肢体，为内所因；其如饮食饥饱，叫呼伤气，尽神度量，疲极筋力，阴阳违逆，乃至虎狼毒虫，金疮踒折，疰忤附着，畏压溺等，有悖常理，为不内外因。"陈言将病因分为内因、外因、不内外因，并认为这三种致病因素，既可以单独致病，又能相兼为病，彼此并非完全割裂。明清时期是温病学的形成阶段，明代吴有性在其所著《温疫论》中详细地指出了温疫的病因并非六淫邪气，而是有别于一般外感六淫的"戾气"，并注意到每一种疾病都有其特定的病理特征,故推测由不同的邪气所致,首次提出"一病一气"之说,这在中医病因学发展史上有重要的意义。此外,金元时期朱震亨的"百病皆由痰作祟"和清代王清任的瘀血说等,补充了体内病理产物可转化成致病因素的内容,包括现代学者提出的热毒说、痰瘀同源说、环境毒邪致病说等,都进一步充实和完善了中医病因分类体系。

(五) 针灸学发展的承启

西晋皇甫谧综合《素问》《灵枢》《明堂孔穴针灸治要》整理编撰而成《针灸甲乙经》,最早将针灸学理论与腧穴学相结合,对当时针灸临床实践的经验进行了总结,奠定了后世针灸学发展的理论基础,是我国历史上第一部针灸学专著,对针灸学的发展做出了承先启后的贡献。《针灸甲乙经》概括了《素问》《灵枢》中的重要内容,因此不仅是学习针灸的主要著作,也是历来研究《黄帝内经》的一本重要参考书。《明堂孔穴针灸治要》是古代针灸学方面的一部专著,亦早已亡佚,藉《针灸甲乙经》以存其梗概。

《针灸甲乙经》共 12 卷,128 篇,主要内容分成两大部分。前六卷论述基础理论,后六卷记录各种疾病的临床治疗,包括病因、病机、症状、诊断、取穴、治法和预后等。皇甫谧采用以线布穴的排列穴位法是很具特色的,分部和按经分类厘定腧穴,详述了各部穴位的适应证和禁忌、针刺深度与灸的壮数,集中总结了晋以前医家宝贵的临床治疗经验。

《针灸甲乙经》的编写是根据三书以类相从、删繁就简的方法,所以具有不少优点,既归类明确,利于学习,又剔除重复而突出了经文主题,常被后人所称道。由于《针灸甲乙经》又是辑集古医经的重要文献资料,在唐代曾被确认为业医者的必读医书之一,孙思邈在《千金要方·大医习业》中开卷即说:"凡欲为大医,必须谙《素问》、《甲乙》、《黄帝针经》、《明堂流注》、十二经脉、三部九候……"同时它还被远传到海外,公元 7 世纪,日本习医亦采取唐制,规定《素问》《针灸甲乙经》《新修本草》为习医所必修。其后日本所编的《大同类聚方》百卷,即根据我国的《素问》《黄帝针经》《针灸甲乙经》《脉经》《小品方》《新修本草》编纂成书,可见《针灸甲乙经》在国外影响之深远。

(六) 医事管理体制的发展

隋唐时期,中国真正确立了医事管理体制。隋代的太医署,不仅是中央医学教育机构,也是中央医务行政机构。太医署中,除设有列入官阶的医学博士、助教从事医学教育以外,还有医政管理人员、医疗人员。唐代的中央太医署基本承袭隋代制度,由管理和教学人员共同组成。根据《旧唐书》《唐六典》所述,太医署中的行政管理人员包括令、丞、府、史、药童、医监、医正、药园师、药园生等。值得注意的是,随着更多的人开始接触并学习中医药知识、从事中医药工作,中医医德思想逐渐受到重视。隋唐时期,东西方文化的交流引入了佛教的生命伦理思想,形成了当时中国儒、释、道三教鼎立并互相融合的趋势。这一时期,医家们不仅精通医术,而且对儒释道也深有研究,儒道贵生的医学观念与佛教众生平等的思想融入了医学伦理思想体系中。孙思邈的《备急千金要方》将"大医习业"和"大医精诚"两篇放在卷首,就充分地展现出当时医家对于医德伦理和行医规范的重视。在《备急千金要方》中,孙思邈提出"生命至重""不杀生以求生"的生命伦理观;阐扬了"大医精诚"的医学伦理观;明确了医者必备的基本道德规范;指出了医者不应违背的行医准则。隋唐时期,医德伦理和行医规范的发展达到了前所未有的高度。

宋代是中医发展的高峰时期,这与宋代多位皇帝"留意医术"、重视医药有很大关系。两宋时期在隋唐的医事制度基础上进行改革与完善,将医政管理与医学教育分开,设立"翰林医官院"管理医政,并设"太医局"管理医学教育。同时,政府还开设了一系列官办药局,主要包含惠民局、和剂局等,承担售药、疗疾、社会预防、赈灾、急救等职责,建立了比较完善的药品生产经营管理制度,修订《太平惠民和剂局方》,对中成药的制药规范进行了初步统一。

金代将翰林医官院与太医局合并,设立太医院,同时掌管医政和医学教育。元代将太医院作为独立的最高医事机构,同时设有尚药局、御药院作为药政机构。明代以太医院作为最高的独立医学机构,主要服务皇室,监管医学教育。清代医事制度多沿袭明代,设太医院为独立的中央医事机构,服务帝后及宫内人员,也担负其他医药事务。后又兼设御药房、药库及各类社会抚恤组织,分管宫内药物炮制、药物采办以及对民间的抚恤。

（七）中外医学交流的扩大

明代,中国开启了与各国的海上贸易,为外来药物的引进以及中外医学的交流创造了有利条件。郑和率领的远洋船队,使当时的中国与亚、非、欧三洲建立了良好的贸易关系。随行人员中的中医药医家也在所到之处进行医药交流,搜集当地的药材,如乳香、安息香、没药、胡椒、槟榔等。明代官修本草《本草品汇精要》以及李时珍的《本草纲目》中,都大量收录了外来药物,从而丰富了本草学的品种。《本草纲目》完成后,被传入日本,推动了日本汉药物学的发展。这一时期,中国的铜人形图也传入日本,使针灸术在日本得以复兴。当时,大批西方传教士来华,他们不仅从事宗教相关工作,更涉及了西方医学的传播活动。意大利的利玛窦就曾将西方的神经学和心理学介绍给中国;德国的汤若望也著成《主制群证》,论述了人体的骨骼、肌肉的数目与功用,讲述了动脉与静脉、脑与神经等。自此,西方在解剖学上的先进知识充分展现在了中国人面前,也推动了中医学界的理论发展。

到了清咸丰、同治年间,西方医学对中国的影响已远胜从前。英国医学家合信译著的《全体新论》《西医略论》等书,将西方医学较为系统地传入了中国。合信在《西医略论》中有一篇"中西医学论",最早对中西方医学进行了比较。而中医药界中也有汪昂、赵学敏、王清任等人,接受了西方的解剖学和药物知识。到清光绪、宣统年间,更有唐宗海、罗定昌、朱沛文、张锡纯等人,提倡中西医"汇通",他们试图将中医学理论与西医学汇通,或尝试将中医治方与西医治方互参。尽管当时诸家在中西医协同方面无太大成就，但这种勇于接受新知并取长补短的精神十分可取，也证明了中西医汇通是中国传统医学发展过程中的必经之路。

（八）中国传统医学的重要组成——民族医学

民族医学是中国少数民族创造的医药成就。中华民族的医药文化源远流长，各族人民在这片土地上繁衍，在长期与疾病做斗争的过程中，积累了丰富的治疗经验，形成了各具特色的民族医学。民族医学是广义中医学的组成部分，其疗效确切、毒副作用小，是各族人民的宝贵财富，也是各民族的精神力量和思想源泉。

1. 藏医学

藏医学是我国民族医学中拥有极大研究意义的传统医学体系，其起源与大多数传统医学一样，都源自古人与疾病做斗争过程中总结出的经验。在古代，藏族民间就有口口相传的一些治病经验，如酥油止血、青稞酒活络散瘀等，但当时没有形成系统的理论体系，被称为"苯医"。直到629年，吐蕃王朝建都罗娑之后，松赞干布以梵文为蓝本，创造了现今所使用的藏文，同时注重医学的发展，邀请周边国家的译师、专家等，与本民族专家、学者一起翻译、整理各类医学、佛学经典，并不断创新，培养了一大批优秀的藏族医生。其中，宇妥·宁玛云丹贡布综合各种医学研究，编著了《四部医典》，标志着藏医药学完整理论体系的形成。

藏医药的基本理论是三大因素学说，包括龙、赤巴和培根。龙翻译成汉语是风或气，但其含义相较于中医的风、气更为广泛，功用是主呼吸、血液循环、肢体运动、五官感觉、大小便排泄、分解食物、输送饮食精微等，是维持人体生理活动的动力。赤巴翻译成汉语是胆或火，其含义也较中医的胆、火更广泛，主要功能是产生热能，维持体温，增强胃的功能，长气色，壮胆量，生智慧等。培根翻译成汉语是涎或水和土，相当于中医的津、涎，但功能更为广泛，即研磨食物，增加胃液，食物消化吸收，司味觉，供人体营养，保持水分，调节人体胖瘦，使睡眠正常，性情温和等。在以上三大因素相互协调配合之下，消化吸收营养物质，使之变成七种物质，即血、肉、脂、骨、髓、乳糜和精。

藏医学强调问诊、望诊和触诊。问诊中，医生除要询问病情，还需要询问家庭情况，如若遇到病重者，还需要向家属、亲友询问。望诊则观察患者之神态、脸色以及排泄物的颜色等。触诊中以脉诊为要，藏医的脉诊也是用示指、中指、环指置于腕部桡动脉搏动处，三个所候的部位为"冲、甘、恰"。根据脉象的节律、均匀度、充盈度等判断疾病的情况。

在治疗方面，有一般治法和特殊治法两种。一般治法包含增强体质的滋补法以及禁食斋戒的消瘦法，特殊治法主要针对寒热合并的龙病、赤巴病以及培根病。藏医对于药物性能也有独特的认识，认为药味应当从来源、区别、性质、分类、作用五个方面进行认识，且药物的性味分为重、润、凉、钝、轻、糙、热、锐八性，用以治疗不同的疾病。

2. 蒙医学

蒙医学是蒙古族人民与疾病斗争的经验总结。12世纪末到13世纪初,成吉思汗统一了蒙古草原上的各大部落,建立了蒙古帝国。在此之前,蒙古族人民已经积累了一定的医疗药物知识,如公元7世纪成书的《备急千金要方》中已有"匈奴露宿丸"的记载。在成吉思汗统一蒙古部落之后,蒙古地区出现了农牧并举经营,同时手工业也有一定的进步,经济进步的同时文化也在进步,此时,蒙古文字也在创造,为医学卫生事业的发展提供了条件。蒙古族统一中原后,元代统治阶级十分重视汉医,形成蒙医与汉医并重发展的体系。忽思慧也是在这个时期写下了我国第一部系统论述饮食疗法的专著《饮膳正要》。15、16世纪时,随着藏传佛教进入蒙古地区,蒙古医生也开始逐渐将藏医的理论融入蒙医的理论体系。到了18世纪中叶,藏医著作《四部医典》就被翻译为蒙古文广泛传播。

蒙医学的理论体系综合了蒙古、汉、藏等多个民族的医学理论。蒙医学说中也包含阴阳、五行等理论,认为阴阳可以被用于说明人体生理结构、病理过程,同时可以指导诊断、治疗、用药。而蒙医中的重要理论之一,五体素学说与藏医的三大因素学说十分相像,认为人体生命赖以生存的三种物质称为三根,即赫依、希拉、巴达干,其作用与藏医三大因素基本相似。正常生理状态下,这三种物质协调,使得人体生理活动正常进行。

蒙医学较有特色的是寒热理论,蒙医学将疾病分为寒、热两类,并将药剂、疗术、饮膳等也分为两类。蒙医也强调问、望、触三诊,其内容与藏医体系的三诊相似。在治疗方面,除药物治疗,蒙医具有多种特色治疗方式,其中就有滋补理论,注重使患者的功能状态恢复健康,提高活力和抵抗力,并拥有饮食疗法和酸马奶疗法等特色疗法。同时,蒙医对于一些骨伤外科疾病也有一定的认识,收录在《回回药方》中,书中关于外伤、内伤骨折、脱臼诊断治疗方法的详细介绍在当时是相当先进的。

3. 回医学

回医学是阿拉伯-伊斯兰医学与中国传统医学"东西合璧"的产物。中世纪后叶,随着中亚、西亚穆斯林大批迁徙东土到中国后,回医学逐渐在阿拉伯-伊斯兰医学与中国本土传统医药文化交融、结合过程中形成。回医学是以吸纳、改造东西方传统医学思想来研究人体结构、功能与平衡,进而研究人体失衡的动因、机制及防治方法的医学;也是保持、恢复、增强人体的身心健康和适应天地自然的能力为目的的综合知识体系和实践活动。

回医学思想与伊斯兰哲学密切相关,理论基础源于"真一流溢说",并依此提出"真一"、"元气"、"阴(静)阳(动)"、"四元"(水、火、气、土)、"三子"(木、金、活)和"四性"(冷、热、干、湿)、"四液"(白、黄、红、黑四液体质)等医学理论,认为"四元"与"四性""四液"相互协调,其微显程度及质量形色的变化失调是致病的主要内外成因,也决定着治疗手段和药物方剂疗法的配合。

在治疗方面,回医疗法可以分为外治法和内治法,特别在骨伤方面有其独特的优势,《回回药方》第34卷中记载的"折伤门"包括伤损、接骨、骨脱出、脱臼四大类,治疗采用膏剂贴敷、接连、移骨、固定等手段,极为细致,基本包括了古今骨科的内容。此外,"回回善用香药,香药来自回回",回医学的香药在促进方剂发展、推动剂型改革、拓宽临床应用、预防保健、净化环境、控制疫情等方面都发挥了重要的作用。总体而言,回医学的治疗观点、治疗原则、治疗特点及一系列疗法和措施共同组成了一个综合性的治疗系统,内容博大精深,有巨大的潜在研究与临床实践价值。

除以上提到的藏医学、蒙医学和回医学,其他民族医学如维医学、傣医学、苗医学、壮医学等,也都促进了我国传统医药事业的百花齐放和百家争鸣。其中,藏医学、蒙医学、维医学和傣医学还被确定为我国四大民族医药。民族医药涵盖了不同少数民族对生命、天地、身体、人的思索和实践,既包含用药经验和习惯,也包含医疗实践方式。如何对其开展进一步的理论研究与临床实践挖掘,是我们在继承和发展的过程中需要不断努力、探寻和总结的。

三、中医学的理论体系基础

拥有数千年历史传承的中医药是古代劳动人民基于唯物论和辩证法思想,经历长期医学实践而逐步形成和完善的,在此过程中也构建了一套独特的医学理论体系。

中医基础理论包含了中国古代哲学的诸多内容,阴阳五行学说是中医药理论体系的基础。阴阳在甲骨文中就有出现,五行萌芽于殷商时期,两者大约在春秋时期合流,阴阳五行学说对于中医学理论及临床实践的发展都有重要的作用。

(一) 阴阳学说

《说文解字》载:"阴,闇也。水之南,山之北也。""阳,高明也。"阴在《说文解字》中的含义一开始是指水的南面、山的北面,均为阳光所照不到的地方,而阳指的是高处见得到光明的地方。阴阳随着时代的发展也引申出其他含义,成为了自然界互相关联的某些事物和现象对立双方属性的概括,如温、热、上、表、趋外、兴奋等属于阳,而凉、寒、下、里、内敛、抑制等属于阴。阴阳可以是两个完全不同的个体或现象,如男性相较于女性为阳,女性相较于男性为阴。也可以是同一个个体的两个不同方面,如一个人的头为阳,那么脚就为阴。阴阳的关系也具有一定的相对性,即阳不会永远是阳,阴也不会永远是阴,两者需要建立在一定参照物的基础之上,如植物相较于动物是阴,但同一株植物的荣枝相较于枯枝就会是阳了。

阴阳学说的基本内容主要包含以下四个方面。① 对立制约:阴阳在运动过程中存在着相互对立、相互制约的关系,就好比相反的两个个体或现象,抑或是同一个个体的两个对立的属性。如一日中的昼和夜,这两者就属于阴阳的对立制约关系。② 互根互用:阴阳双方具有相互依存、相互为用的关系,如中医学中气和血之间的关系。气是无形的,血是有形的,气属阳,血属阴。血的生成与运动都基于气这个原动力,而气的生成则把血作为物质基础。③ 消长平衡:阴阳的消长平衡也是阴阳运动的特点之一,在一定的平衡范围中,阴阳之间存在着消长变化。运动形式有此消彼长、此长彼消和此长彼长、此短彼短两种特点。此消彼长、此长彼消是阴阳对立制约的体现,如昼到夜的变化就是阳削阴长,夜到昼的变化就是阳长阴削的过程。此长彼长、此短彼短是阴阳互根互用的体现,同样以气和血为例,气虚则不能生血、行血、摄血,维持人体正常生理功能的血就不足,临床上便有了血虚的表现;同理,血虚导致气生化无源,因而会导致气虚的表现。④ 相互转化:阴阳转化指的是阴阳两者在某些条件下会向自身对立的方面变化。阴阳双方经过消长失衡,当某一方到达了极点则会产生互相转化的外因;而阴阳互根互用则是转化的内因。如外感风寒为寒证,寒证在疾病发展过程中有可能会转化为热证。

阴阳学说贯穿中医学始终,可以用来说明人体的组织结构、生理功能、疾病的发生发展规律,从而指导临床诊断和治疗。例如,在说明人体组织结构方面,根据阴阳对立统一的观点,中医学将人体看作是一个有机整体,人体内部充满着阴阳对立统一的关系。人体的一切组织结构不仅有机联系,而且又可以划分为相互对立的阴阳两部分。《素问·金匮真言论》载:"夫言人之阴阳,则外为阳,内为阴;言人身之阴阳,则背为阳,腹为阴;言人身之脏腑中阴阳,则脏者为阴,腑者为阳,肝、心、脾、肺、肾五脏皆为阴,胆、胃、大肠、小肠、膀胱、三焦六腑皆为阳。"与此同时,具体到每一个不同的脏腑,则又有阴阳之分。即心有心阴、心阳;肾有肾阴、肾阳等。

又如在说明人体的生理功能和病理变化方面。中医学认为人体的正常生命活动,是阴阳两个方面保持着对立统一的协调关系带来的结果。如以功能与物质相对而言,则功能属于阳、物质属于阴,物质与功能之间就保持着对立而统一的关系。人体的正常生理活动是建立在物质基础之上的,没有物质的运动就无以产生生理功能,而生理活动的结果是同时在不断地促进着物质的新陈代谢。人体功能与物质的关系,就体现了阴阳两者相互依存、相互消长的关系。倘若阴阳分离,不能相互为用,则代表了人生命的终止。此外,人体的各个生理组织之间,以及人体的物质与物质、功能与物质、功能与功能之间,需要保持着阴平阳秘、阴阳协调的关系,才能维持正常的生理活动。因而健康可以理解为阴阳两者在一定的范围内保持着相对的和谐平衡,而疾病的发生及其病理过程,则是由于阴阳两者失衡所致,其导致的结果就是阴或阳的偏盛或偏衰,并且因此诱发疾病的产生。

阴阳学说用以指导疾病的治疗,一是确定治疗原则,二是归纳药物的性能。疾病的临床表现错综复杂,但在中医学中都可以根据其临床特点用阴阳两者来加以概括说明。在辨证方面,虽有阴阳、表里、寒热、虚实八纲,但八纲中又以阴阳作为总纲,其中表、实、热属阳,里、虚、寒属阴。在临床辨证过程中,首先要分清阴阳,才能抓住疾病的本质。由于疾病发生发展的根本原因是阴阳失调,因此调整阴阳,补其不足,泻其有余,恢复阴阳的相对平衡,就是治疗的基本原则。若阴或阳偏胜而其相对的一方并没有构成虚损时,则可采用"损其有余"的方法。若其相对一方有偏衰时,则当兼顾其不足,配合以扶阳或益阴之法。应用中医学治疗疾病,不但要有正确的诊断和确切的治疗方法,而且还必须熟练地掌握药物的性能。根据诊断选用适宜的药物,才能收到良好的疗效。药物的性能,一般地说主要靠气(性)味和升降浮沉来决定,而药物的气(性)味和升降浮沉又皆可用阴阳来归纳说明。总而言之,中医学治疗疾病,就是根据阴阳偏胜偏衰情况确定治疗原则,再结合药物性能的阴阳属性选择相对应的药物,以纠正由疾病引起的阴阳失衡状态,从而达到治愈疾病的目的。

(二)五行学说

五行是指木、火、土、金、水五类物质所代表的事物及其运动变化。五行的起源众说纷纭,现在较为公认的观点是源于四时气候的特点。春季万物萌发,夏季炎热且万物繁茂,长夏多雨潮湿、植物结实,秋季干燥肃收,冬季寒冷、万物闭藏。以木来概括春天万物萌发生长,以火的炎热向上来概括夏季万物茂盛以及炎热,用土的滋养万物来概括长夏,用金的沉降清肃来概括秋天的干燥、凋零之性,用水的滋润渗下来概括冬天的封藏以及寒冷。《尚书·洪范》记载:"五行:一曰水,二曰火,三曰木,四曰金,五曰土。水曰润下,火曰炎上,木曰曲直,金曰从革,土爰稼穑。润下作咸,炎上作苦,曲直作酸,从革作辛,稼穑作甘。"在此基础上,古人将人体脏腑、生理病理变化与五行的特点一一对应,用以解释世间万物的关系和变化。

五行之间存在着相生相克的关系。相生是指五行之间存在着按照一定顺序相滋生、促进和增长的关系,这个顺序是:木生火,火生土,土生金,金生水,水生木,不断往复,不断循环。其中,生我者为母,我生者为子。例如,木生火,木便为火之母,火则为木之子。相克是指五行存在着按照一定顺序相克制、限制和制约的关系,这个顺序是:木克土,土克水,水克火,火克金,金克木,不断往复,不断循环。其中,克我者为我所不胜,我克者为我所胜。例如,木克土,因而木为土所不胜,土为木之所胜。

有了五行之间的相生相克,又能引申出相乘和相侮两种关系。相乘指的是五行中相克的两者,某一行对于所胜者过度制约,次序相同于相克顺序。相侮指的是五行中相克的两者,某一行被其所胜反向克制,次序与相克顺序相反。

与阴阳学说一样,五行学说也被中医学用来说明人体的组织结构、生理功能、疾病的发生发展规律,从而指导临床诊断和治疗。

例如,中医学将五脏、六腑、五体、五志等对应五行,同时用五行的特性来解释不同脏腑的生理功能。肝主疏泄,喜调达而恶抑郁,与木曰曲直相对应,故肝归于木;心主血脉,无时无刻不在运动、输送气血,与火曰炎上的特点相对应,故心归于火;脾主运化,为后天之本,气血生化之源,与土曰稼穑的特点相对应,故脾归于土;肺主宣降,清肃沉降,与金曰从革的特点相对应,故肺归于金;肾为先天之本,主封藏,与水曰润下相对应,故肾归于水。

此外,应用五行之间的相互关系及其引申意义,能用来说明五脏之间相互促进或相互制约的关系。如木对应肝,肝藏血,促进心主血脉的功能。肾水制约心火,使得心火不过于亢盛等。又如,季节对应五行,五脏也对应四时,因而春季易发肝病,夏季易发心病,长夏易发脾病,秋季易发肺病,冬季易发肾病。同样,还有相生及相克关系的传变,相生关系包括母病及子和子病及母。母病及子如肾为肝之母,肾水不足无以滋养肝木,致使肝脏发生病变;子病及母如心为肝之子,心火过于亢盛会导致肝火旺盛,产生病变。相克关系的传变包括相乘和相侮,相乘传变包括太过相乘或不及相乘。例如,肝为木脏,脾为土脏,肝克脾,若肝气过旺乘脾,则为太过相乘;若脾气虚,也会导致肝乘于脾。相侮传变也包含太过相侮或不及相侮,如心为火脏,肾为水脏,肾克心,若心火过旺,则为太过相侮;若肾水不足,也会导致肾水无以制约心火。

五行学说用以指导疾病的治疗,主要是根据人体脏腑和组织的五行归属以及生克乘侮的规律来进行的。根据相生的规律,将虚则补其母、实则泻其子作为基本的治疗原则,如滋水涵木法、益火补土法、培土生金法、金水相生法等。根据相克的规律,则采用扶弱抑强的原则,如抑木扶土法、培土制水法、佐金平木法、泻南补北法等。

(三) 意象思维

意象思维是中国传统文化孕育的特色思维方式之一,是中国古代劳动人民对于复杂事物进行认识、分析的一种基本方法。

意象思维最早可追溯至《周易》,《周易·系辞上》载:"子曰:圣人立象以尽意。"《周易·系辞下》曰:"易者,象也。象也者,像也。""夫象,圣人有以见天下之赜,而拟诸其形容,象其物宜,是故谓之象。"意象思维通过取类比象的方式,将被研究的对象与已知对象所相似、相近以及相通的属性进行类比和关联,找出其共同特征,进而推测被研究对象的属性。意象思维以"象"为基础,进行思维上的归类、引申,以达到认识被研究对象的目的。

中医学在发展过程中也大量运用了意象思维,主要体现在以下几个方面。

首先,用以阐释说明人体的生理功能。在中医基础理论体系中,藏象理论是重要的核心部分。藏象理论很大程度上体现了意向思维的运用,藏象理论运用象来阐释五脏六腑的功能。如《华氏中藏经·论肺脏虚实寒热生死逆顺脉证之法第二十八》中就有"肺者,魄之舍,生气之源,号为上将军,乃五脏六腑之华盖也"的记载。这其中的由来,可能是源于肺的解剖位置,像伞盖一样遮盖着其余的脏腑,便将其取象于华盖,并认为其具有保护脏腑、抵御外邪入侵的作用。同样,在经络理论方面,意向思维被运用于描述气血运行的特点。古人认为,地面有河流湖泊,天上的河流是银河,而人身上的河流湖泊便是经络。古代医家运用水流大小、深浅不同的现象来比喻经气的运行特点,如五腧穴(井、荥、输、经、合),《灵枢·九针十二原》曰:"所出为井,所溜为荥,所注为输,所行为经,所入为合。"这是依据经气由少至多,由浅入深所做的排列。井穴多位于手足指端,认为其为源头;合穴则多位于肘膝关节附近,似众多江河会聚合入大海,因而合穴往往被用于治疗脏腑疾病。

其次,用以说明疾病的诊断和治疗。中医诊断强调望闻问切,四诊合参,其中诸如望面色、望舌、切脉等诊断方法就体现了意象思维的运用。在诊断过程中,往往会借鉴自然界事物的特性,如自然界中的风具有飘忽不定的特点,因而在诊断中便认为具有动颤特点、发作不定的疾病是由于风邪导致的。在治疗方面,意象思维也有一定的指导意义,"以形补形,以脏补脏"就体现了意象思维。中医学理论认为肾主骨,因而对于阳虚的病证,孙思邈就曾采用羊骨粥来进行治疗,以期补肾气、强筋骨、健脾胃。此外,中药药物的升降浮沉也是由意象思维而来,植物的子、叶、花具有向上、向外以及生发生长之性,故多用于治疗人体上部的疾患。红花具有活血化瘀的功效,然而《伤寒论》中的桃核承气汤、抵挡汤等治疗瘀血的方剂中就并未选用红花,原因是《伤寒论》中这几张方剂治疗的瘀血病位在人体的下部。

四、中医学的基本特点

在中医学界,目前普遍认为整体观念和辨证论治是中医学的两大基本特点。

(一) 整体观念

中医学的整体观念包含三部分,分别是人与自然界的统一性、人与社会环境的统一性和人个体的整体性。

人类作为自然界的一分子,生长生活需要来自自然界的各种资源,如阳光、食物、水分和空气等,而自然界的各种环境及其变化也会影响人类的生理功能,甚至产生不同的病理变化,如不同的气候、地形、温度、湿度、饮食习惯乃至昼夜的变化等。四季交替,每个人的汗出量会随着温度的变化而改变;昼夜交替,人在白昼时的生理功能亢奋,活动多;人在黑夜时的生理功能较白昼抑制,活动较少。寒冷地区的人多高大壮硕,温暖地区的人多瘦小精干等。至于病理变化,《素问·金匮真言论》中提到"东风生于春,病在肝,俞在颈项;南风生于夏,病在心,俞在胸胁;西风生于秋,病在肺,俞在肩背;北风生于冬,病在肾,俞在腰股;中央为土,病在脾,俞在脊",这说明不同季节和气候会引起各种不同的疾病。因此,中医学在治疗上提出三因制宜,根据不同的时节、不同的地区、不同的人而使用不同的治疗方式,强调要将外部环境放到治疗方案的考量范围之中。

人是具有很强社会属性的生物,每个人的生长过程中不可避免地会产生各种社会关系,每个人也都脱离不了社会,包括人的社会地位、家庭状况、教育状况、人际交往等都会影响人的生理活动和病理变化。倘若社会和谐发展,食物充足,生活压力小,舒适度高,则利于人的健康状况,不易生病;若社会动荡不安,战火纷飞,民不聊生,物资不足,环境污染大,则不利于人的健康状况,容易致病。

人个体的整体性首先体现在人体结构的不可分离性,五脏一体观认为人体的五脏六腑虽然各有各的不同功能,但生命活动以五脏为中心存在普遍的联系。除了五脏一体观外,还有形神一体观,即形体和精神也是不可分离,相互依存的,如《桓子新论》记载:"精神居形体,犹火之然烛矣。如善扶持随火而侧之,可毋灭而竟烛。烛无火亦不能独行于虚空,又不能后。"因此,人体以五脏为中心,由腑脏、皮肉、经脉、官窍等共同组成了一个默契和谐有机的整体。正是由于这种生理上的整体性,当人体发生病理变化时,脏腑之间会互相产生影响,同时内外、表里也会有所传变体现。中医诊断上的司外揣内正是基于这种整体观念,脏腑、气血、阴阳的变化会导致人体局部的改变,因而通过体察体表的局部变化可以探知内在脏腑的变化,如临床上的望面色、望舌和切脉等。

(二)辨证论治

辨证,是指在中医基础理论的指导下,将四诊搜集到的临床信息进行分析归纳,分析其病因、病位、病性、邪正关系等,最后得出证的思维过程。论治是指根据辨证结果确定相应的治则治法。辨证是论治的前提和依据,论治是辨证的目的。辨证论治是中医临床诊疗的特色手段,是中医学的基本特点之一。

证即证候,是人体在疾病发生发展过程中某一阶段的病理性概括和总结。证包括了病变的部位、原因、性质以及邪正关系,因此能反映疾病发展过程中某一阶段病理变化的本质,如肺气虚证、肝胃不和证等。而病,则是在一定病因作用下人体的自我调节功能失常引发的一系列的功能、结构异常的病理过程,如感冒、乳痈等,或指临床主要表现出来的症状或体征,如眩晕、腹痛等。因此,病是整个病理过程,证是疾病过程中某一阶段的整体表现。辨病旨在掌握疾病的整体变化规律,辨证则是掌握疾病阶段性的特征,在不同的阶段采取更有针对性的治疗原则和方法。

证的思想还为中医临床带来了同病异治和异病同治的方法。同病异治,是指相同的疾病因为人、时、地、病因以及阶段的不同导致疾病的证候不同,因而相同的疾病采用不同的治疗原则和方法。如感冒有风寒、风热之分,风寒感冒采用辛温解表的方法,而风热感冒则采用辛凉解表的方法。异病同治,是指不同的疾病在其发展过程中出现了相同的证候,因而不同的疾病采用相同的治疗原则和方法。如胸痛、胃脘痛、抑郁症等不同疾病都会出现肝气郁结的证候,因而治疗原则就是相同的,用疏肝解郁的方法。

五、中医学的文化特征

中医学是在汲取中华民族丰富文化基因的基础上逐步发展起来的,中国悠久的传统文化如同中医学的"根"和"魂",为中医学的进步提供源源不断的原动力,使中医药固本培元、根深叶茂。

(一)中医药文化的形成基础

中医药文化根植于中国传统道家及儒家思想,关系非常密切。

所谓"十道九医""道医同源",中医药文化的形成与道家思想直接相关,可以说中医药是道家养生思想的集大成者。中医经典著作《黄帝内经》就体现了这点,其秉承道家的传统思想,重视人体和外部环境的交互影响,强调顺应自然、返璞归真、天人合一。道家经典《道德经》中写道:"夫物芸芸,各复归其根。"就生命本质的探讨,道家认为天地万物实质上是齐一的,而人同样也是自然界中芸芸众生的一分子,只有尊重自然规律、顺应天时,才能够与自然和谐共存和发展。

中国儒家文化思想内涵之一就是中庸,中庸及中和精神的本质是相同的,中庸就是以中为常,不偏不倚、不走极端,符合中医学强调的"阴平阳秘,以平为期"的观念。

(二)中医药文化的核心价值

中医药文化根植于中华民族优秀传统文化,中医药文化的核心价值也集中体现了中华优秀传统文化的核心价值,成为彰显中国智慧、理解中华文明的独特窗口。中华传统文化是由儒家、道家、佛学等各种各样的流派、思想以及各地民俗习惯,经过几千年的历史融合而来的,以儒家思想为主。儒家文化思想中的"中庸""仁义""孝道"对中医药文化的形成和发展产生了深远的影响,儒学与中医药文化核心价值的关系是密不可分的,《论语》提道:"弟子入则孝,出则悌,谨而信,泛爱众而亲仁。行有余力,则以学文。"儒家称医学为"仁术",仁者"爱人"。仁是道德的体现,是对人的体贴、关心、怜悯和帮助。历代的名医,都以苍生为本,仁爱为先。《孟子》曰:"恻隐之心,仁之端也。"其"感""伤"之情即是"恻隐"之心,只有如此之厚德,才能自强不息,勤求古训,博采众方。我国从宋代开始便有"儒医"一词,当时出现了大量以科举入仕为主要目的的儒生,但一大部分人都会有制举不第的经历,于是大部分儒生在对科举失去希望后,为了生计会选择弃儒从文,这就使得宋代产生了大量儒生从医的社会现象。宋代的儒医群体不仅能够治病救人,还能通过发挥医学义理而进行医疗活动,来侧面实现他们"修身齐家治国平天下"的理想。同时,在宋代社会尚医的风气下,儒医受到了宋代朝廷和社会相当高的礼遇,儒医甚至成为当时高水平医者的代名词。金元四大家之一的朱震亨由儒转医,并在《格致余论》中提道:"古人以医为吾儒格物致知之一事。"清代徐大椿也在年少时由儒转医,不求自己的荣华富贵,只为世上多一良医去救治天下。中国著名记者和出版家邹韬奋先生在《无所不专的专家》中说过:"医生原是一种很专门的职业,但在医字之上却加一个'儒'字,称为'儒医',儒者是读书人也。于是读书人不但可以出将入相,又可以由旁路一钻而做'医'。"中医药学从汉代至清代两千多年的历史长河中，"儒"一字是伴随其左右。《素问·著至教论》曰："上知天文，下知地理，中知人事，可以长久，以教众庶，亦不疑殆。医道论篇，可传后世，可以为宝。"可以说，"儒医"应该算是中国古代对医生的最高评价了。

中国的儒学是以"仁"为核心的道德文化，儒学推崇的"仁"与我国唐代名医孙思邈所提出的"大医精诚"的根本追求如出一辙。"仁"作为儒家思想的结晶，同样也是医家医德的核心。西晋时期，梁朝的杨泉在《物理论》中说道："夫医者，非仁爱之士，不可托也；非聪明理达，不可任也；非廉洁纯良，不可信也。"很自然地将仁爱放在聪慧与廉洁之前而位于第一位，可见"仁"的地位之高。孔子曾说"孝悌也者，其为仁之本与"，是让我们将孝作为仁爱的基础，做到仁以待亲，随后才可做到"泛爱众，而亲仁"，也就是对于所有人能够平等地看待，做到仁以待人。"仁"对于医者而言是一种道德要求，它需要医者去怜悯、关心、爱护患者，要求医者做到为天地立心，为生民立命，为往圣继绝学，为万世开太平。如此才可达到真正的"仁"。医圣张仲景打破封建思想，虽为高官但无官架，将衙门当诊所，为百姓看病，真正做到当地百姓的"父母官"，也因此中医界有了"坐堂医生"一说。三国时期有着"建安三神医"之称的董奉，治病后不收取钱财，取而代之是要求重伤患者愈后于山中种植杏树 5 株，轻伤患者种植杏树 1 株，待杏林结果之时再以果换粮，并将粮食赈济给穷人。如此一来，家境贫困的患者不仅得到了治疗，而且生活也有了改善，"杏林"的故事也因此流传开来。后来，人们常用"杏林高手""誉满杏林"等来赞美那些医德高尚、医术精湛的医生。"为天地立心，为生民立命"，无数的中医学子都在追随着先人的脚步，以"仁"为基础，以"大医精诚"与"儒医"为目标而努力学习。

"孝"，作为儒家最基本的道德原则，是儒家修身养性学说的基石，体现了宗法血缘关系和制度。历史上，孝道对中医药文化的形成和发展有着十分重要的影响。《礼记·曲礼下》有云："君有疾，饮药，臣先尝之；亲有疾，饮药，子先尝之。"君王生病，饮汤药前，做臣子的应该先尝药。父母长辈生病了，饮汤药前，做子女的应该先尝药。这是古代的礼仪要求，侍奉尊长服药，必须先尝后进。君亲一旦染上疾病，作为臣子会有如身受其苦，但如果不深通医药，就无法以一方济之，使君亲摆脱疾病的折磨。于是，许多人为竭尽孝道而踏上了学医之路。中医药文化中的孝可以引申为三个层次，一是让父母家人健康，这是最基础的；二是帮助他人健康，可以理解为孝道的扩大，医者行医治病，施药救人，所以医生被社会广泛认为是施仁爱于他人的一种职业；三是努力让时代健康，这就是所谓的"大医"。孙思邈在《大医精诚》一文中提出："凡大医治病，必当安神定志，无欲无求。先发大慈恻隐之心，誓愿普救含灵之苦。若有疾厄来求救者，不得问其贵贱贫富，长幼妍蚩，怨亲善友，华夷愚智，普同一等，皆如至亲之想。亦不得瞻前顾后，自虑吉凶，护惜身命。见彼苦恼，若己有之，深心凄怆。勿避险峨、昼夜、寒暑、饥渴、疲劳，一心赴救，无作功夫形迹之心。如此可为苍生大医，反此则是含灵巨贼。"真正的中医人必定是以天下人的健康为己任，把对家人之爱和对疾病之恨转化为对天下人之爱。

六、中医学的治疗方式

中医学对于疾病的治疗方式总体可以分为药物治疗和非药物治疗两大类。

(一) 药物治疗

在辨证论治的基础上,选择合适的药物,按照组方配伍的原则,酌定用量、用法,以及选择相应的剂型,这是中医学健康干预最主要的方法。中药方剂并非是将不同的药物简单拼凑到一起,而是按照一定的配伍原则和方法组合成相应的制剂。因此,方剂为病证而设计,是针对病证制定出用药的特定方案。现代,依据功效和主治病证将中药方剂分类为解表、泻下、和解、清热、祛暑、温里、补益、固涩、安神、开窍、理气、理血、治风、治燥、祛湿、祛痰、消剂、驱虫、涌吐、治痈疡剂等。

中药剂型有传统剂型和现代剂型两大类。

1. 常用传统剂型

(1) 汤剂

在古代,汤剂又称为汤液,是指将药材饮片或粗粒加水浸泡之后,再煎煮相应的时间,去渣取汁,制成的液体剂型。汤剂是我国应用最早、最广泛的一种剂型,主要供内服使用,如麻黄汤、桂枝汤等。有的特殊汤剂也可供外用,一般多作洗浴、熏蒸及含漱使用。汤剂的特点是制备简单,能迅速发挥药效、吸收快,并且可以根据临床病情的变化随证加减,可以做到三因制宜,充分满足辨证论治的需要。汤剂的缺点是服用量大,某些药材的有效成分不易煎出或易挥发散失,导致药材浪费,不适合大生产,亦不便于随身携带。

(2) 散剂

药材或药材的提取物经粉碎、均匀混合制成的粉末状制剂,可分为内服散剂和外用散剂。内服散剂一般研成细粉,临用以温开水冲服,量小者亦可直接吞服,如碧玉散、七厘散等;亦可制成粗末者,临用以水煎、取汁服,称为煮散,如银翘散、人参败毒散等。散剂的特点是制作简便,吸收较快,节省药材,便于服用及携带。外用散剂一般研成细末直接掺散疮面或患病部位,作外敷使用,如金黄散、生肌散等;亦有研成极细粉末,作点眼、吹喉等用,如冰硼散等。

(3) 丸剂

将药物或药材提取物研成细粉,加适宜的黏合剂并将其制成球形的固体剂型。与汤剂相比,丸剂的特点是大多吸收较慢,药效持久,节省药材,便于服用和携带。适用于慢性、虚弱性疾病,如六味地黄丸、左归丸、逍遥丸等。但也有的丸剂药性比较峻猛,其中多含芳香开窍类药材或含剧毒药物,不宜作汤剂煎服,如安宫牛黄丸、三物备急丸等。

除以上常用传统剂型,古人会结合服药时间、方式、药物性质以及功效等因素采用其他的剂型,如膏剂、酒剂、丹剂、茶剂、露剂、锭剂等。当然,除了内服药物,古代还有一些外用剂型,如条剂、线剂和栓剂等。

2. 常用现代剂型

随着工业生产的进步以及人们生活方式的改变,一些现代剂型也随之产生。

(1) 颗粒剂

原称冲剂或冲服剂,是将药材提取物加适量赋形剂或部分药物细粉制成的干燥颗粒状或块状制剂,溶解性能多为水溶性,用时以开水冲泡服用。颗粒剂具有作用迅速、体积较小、味道可口、服用方便等特点,深受患者欢迎,常见的颗粒剂如感冒退热颗粒、板蓝根颗粒、小柴胡颗粒等。

(2) 片剂

将药物细粉或药材提取物与辅料混合压制而成的片状制剂。片剂的特点是用量准确,体积小,生产成本低,便于贮存、携带等,常见的片剂如复方丹参片、银翘解毒片等。此外,尚有含片、泡腾片等。

(3) 滴丸剂

药材经适宜的方法提取、纯化后与适宜的基质加热熔化混匀,滴入不相混溶的冷却剂中制成的球形或类球形制剂。滴丸易服用,在体内溶化快,奏效迅速,可以含化或吞服,如复方丹参滴丸、清咽滴丸等。

(4) 糖浆剂

将药物煎煮、去渣取汁、浓缩后,加入适量蔗糖溶解制成的浓蔗糖水溶液。糖浆剂具有味甜量小、服用方便、吸收较快等特点,尤其适用于儿童服用,如止咳糖浆、小儿健胃糖浆等。

(5) 口服液

将药物用水或其他溶剂提取,经精制而成的内服液体制剂。具有剂量较少、吸收较快、服用方便、口感适宜等优点,可谓集汤剂、糖浆剂特色于一体,适用于多种疾病。近年来保健与滋补性口服液日益增多,如人参蜂王浆口服液、杞菊地黄口服液等。

(6) 合剂

将药物用水或其他溶剂采用适宜的方法提取,经浓缩制成的内服液体制剂。与汤剂相比,合剂的特点是服用量小(每次 10～30 ml),便于服用,适合大规模生产;缺点是不能根据病情需要随证加减。常见的合剂如小青龙合剂、四物合剂、独活寄生合剂等。

(7) 胶囊剂

将药物粉末、提取物或加适当辅料后填充于空胶囊或密封于软质胶囊中制成的剂型。胶囊剂的特点是易于服用,节省药材,掩盖药物不良气味,提高药物稳定性、生物利用率,可以定时定位释放药物及便于携带等。有硬胶囊、软胶囊(胶丸)和肠溶胶囊等。

为了精准作用于治疗部位或是利于吸收,现代剂型也不限于内服,对于不同疾病,还会有气雾剂或注射液等。

上述中药剂型各有特点,临证时可以根据病情和中药材特点酌情选用。正如《神农本草经》记载:"药性有宜丸者、宜散者、宜水煎者、宜酒渍者、宜膏煎者,亦有一物兼宜者,亦有不可入汤酒者,并随药,不得违越。"梁代陶弘景进一步指出:"疾有宜服丸者、宜服散者、宜服汤者、宜服酒者、宜服膏者,亦兼参用所病之源以为其治耳。"目前,中成药剂型已达 60 种左右,除了上述提到的,还有如灸剂、熨剂、灌肠剂、搽剂、海绵剂、油剂、霜剂、膜剂、凝胶剂、涂膜剂等。为了适应疾病发展和临床需求,新的剂型还在不断研制中,必将更大程度地方便广大患者,提高临床药效。

(二) 非药物治疗

中医药的非药物疗法历史悠久、内容丰富,涵盖针刺、灸法、推拿、拔罐、刮痧、熏洗、芳香疗法等,具有极为鲜明的传统医学特色。

1. 针灸

经络学说是中医基础理论的重要组成部分,亦是针灸治疗的基础。经络是气血运行的通道,是脏腑与体表及全身各部的联系通路。经络学说阐述人体经络的循行分布、生理功能、病理变化及其与脏腑的相互关系,在针灸、推拿、药物治疗上都具有指导意义。

针灸是刺法和灸法的总称,在针灸治疗方面,可以在病变邻近部位选取穴位,也可根据经络的循行分布规律远隔病位取穴,依照"经脉所通,主治所及"之理,通过调整人体阴阳、气血以及脏腑功能,达到防治疾病的目的。

刺法是指在中医理论指导下,把针具刺入人体,运用提插、捻转等行针手法对特定部位进行刺激,从而达到治疗疾病的目的。针具作为刺法治疗疾病的工具,从古至今经历了起源、形成和不断发展的过程。随着冶金技术的不断提高,针具的外形和种类也相应得到了发展和完善。现代常用的针具种类有毫针、芒针、三棱针、皮肤针等。目前,在经络、穴位理论基础上,结合现代科学技术,发展形成了多种非金属针具的刺激器材,如激光针、磁针等,使针具的种类更为丰富多彩。

灸法,古称灸焫。《说文解字》说:"灸,灼也,从火音'久',灸乃治病之法,以艾燃火,按而灼也。"又言:"刺以石针曰砭,灼以艾火曰灸。"因而灸疗就是烧灼的意思。灸法是用艾绒或其他药物放置在体表的穴位部位上烧灼、温熨,借灸火的温和热力以及药物的作用,通过经络的传导,温通气血,扶正祛邪,调整人体功能,从而达到治疗疾病和预防保健的目的。灸治部位多以腧穴为主,通过艾灸的温热刺激,激发经络之气,也可根据病情的需要,选取病痛的部位作为施灸部位。最初的灸法,仅是将灸材点燃后熏灼皮肤,方法比较简单,后世又发展为多种灸法,一般可分为艾炷灸、艾条灸、温灸器灸、温针灸和特殊灸法等法。

针灸疗法历史悠久,是古人在长期的医疗实践中不断积累经验而形成的,具有安全有效、适应证广、简便经济等特点,为中华民族数千年的繁衍昌盛做出了巨大贡献,也逐渐在全球卫生健康事业中展现出越来越大的影响。

2. 推拿

推拿是一种非药物的自然疗法、物理疗法。通常是医师用自己的双手作用于病患的体表、受伤的部位、不适的所在、特定的腧穴、疼痛的地方,运用形式多样的手法和力道,以期达到疏通经络、推行气血、扶伤止痛、祛邪扶正、调和阴阳、延长寿命的作用。

推拿疗法经济简便,不需要特殊医疗设备,也不受时间、地点、气候条件的限制,能够随时随地施行,且平稳可靠,无明显副作用,这些优点使推拿成为深受广大群众喜爱的养生保健方法。对于健康的人,推拿能增强人体的自然抗病能力,取得保健的效果;对于患者来说,既可使局部症状消退,又可加速恢复受伤部位的功能状态,有着明显的治疗效果。

3. 导引

导引是源于古代的一种养生术。《说文解字》中说:"导,导引也。""引,开弓也。"《易经》中说:"引而伸之。"由此可见,"导"有指明方向之意,遵循一定的方法、规矩,"引"字可以解释为引伸延长的意思。导引一词最早见于先秦的《庄子·外篇·刻意》中,庄子认为通过调整呼吸和伸展肢体,导引之术可以使人健康长寿。

现代研究表明,导引在临床医学、健康长寿、智力开发等方面均有良好的应用前景。在治疗循环系统疾病、呼吸系统疾病、消化系统疾病、神经系统疾病等方面,都有一定的治疗效果。

4. 拔罐

拔罐法古称角法,因古代拔罐器具多以兽角制成。现代多以罐为工具,利用燃烧排除罐内空气,造成负压,使之吸附于腧穴或应拔部位的体表,产生刺激,使被拔部位的皮肤充血、瘀血,具有温经通络、活血行气、止痛消肿、散寒除湿、散结拔毒等作用。常用拔罐方法有闪罐法、投火法、抽气法、水罐法、留罐法、走罐法、刺络拔罐法等。使用时应注意选用罐口光滑、大小适宜的器具,拔罐时间不宜过长。

5. 刮痧

刮痧是以中医经络腧穴理论为指导,通过特制的刮痧器具和相应的手法,蘸取一定的介质,在体表进行反复刮动、摩擦,使皮肤局部出现红色粟粒状或暗红色出血点等"出痧"变化,从而达到活血透痧的作用。因其简、便、廉、效的特点,临床应用广泛,适合医疗及家庭保健。刮痧还可配合针灸、拔罐、刺络放血等疗法使用,加强活血化瘀、驱邪排毒的效果。

6. 芳香疗法

芳香疗法是指将气味芳香的药物,如丁香、藿香、木香、白芷、薄荷、冰片、麝香等,制成适当的剂型,通过沐浴、熏蒸、自然吸入、贴敷等方法,作用于全身或局部以达到防治疾病的目的。中医芳香疗法源远流长,长沙马王堆汉墓中就发现有装在绢袋、香囊和熏炉的经过加工的芳香药材，如辛夷、佩兰、高良姜等。可见，中医芳香疗法在汉代就已颇为流行。宋代是中外贸易交流的繁荣时期，我国与占城、大食、高丽、三佛齐等国友好往来，也促进了境外芳香药物的大量输入。1974 年 8 月，福建泉州湾考古发掘了一艘宋代商船，其中有大量药物，如檀香、沉香、乳香、胡椒、龙涎香等。现代药理学认为，芳香药物中的有效成分可经过皮肤、黏膜、呼吸等方式进入人体，是一种方便、安全、有效、副作用小的给药途径。

七、中医药养生保健

养生一词最早见于《庄子》，其有"养生主"一篇专论养生。古时又称"摄生"，《老子》中有"善摄生者"之说。"养"有保养、调养、养护之意；"生"有生命、生存、生长的意思。简而言之，养生可以理解为采取措施，以保养生命、提高生命质量、延长寿命的行为。中医药养生保健根据生命与疾病发生发展的规律建立其理论，形成独特的体系，旨在使未病之人不病或少病得以健康长寿，使有病之人提高生活质量，以防变防复发或带病长寿，这对各类养生方法及手段具有重要的指导意义。

基于中医学整体观念，以及阴阳对立统一、相互依存的观点，中医药养生保健认为人的脏腑、经络、气血津液之间，人与自然、社会之间，必须保持协调平衡，才能维持机体的正常生理状态。基于中医辨证论治的诊疗特点，中医药养生保健强调辨证施养，主张因人、因地、因时制宜的养生原则，重视养生理论操作时的原则性和灵活性。中医药养生保健也主张生命体的动静统一观，一方面重视动以养形，另一方面又强调静以养神，并将动静有机结合起来，重视动静兼修。

预防疾病是中医药养生保健的核心目的之一，影响人类健康长寿的一个重要因素就是疾病，所以中医学将"未病先防，既病防变"的思想与长寿统一起来，创立了"治未病"的学术思想。中医药养生保健创造性地将预防疾病与延缓衰老两者相统一，使之具有双重作用。

中医药养生保健在中医学理论的指导下，提出了形神共养、协调阴阳、谨慎起居、和调脏腑、动静适宜、养气保精、通调气血、养正祛邪、三因摄生等原则。采取的手段与方法也是丰富多彩，认为可通过精神养生法、起居养生法、药食养生法、传统运动养生法、针灸养生法、按摩养生法、房事养生法等方法，根据不同体质或状态给予适当干预，以养神健体，培育正气，提高抗邪能力，从而达到保健和防病作用。

随着社会的发展、生活水平的提高，人们对于健康的期望值也日益增长，养生保健正在成为一种大众自觉自发的行为，养生观念的推广普及也带动着中医药养生思维的传播，逐渐展现出中医药养生保健的作用和社会价值。

第二章
中医药服务概况

中医药强调整体把握健康状态,注重个体化,临床疗效确切,治疗方式灵活,养生保健作用突出,是我国独具特色的健康服务资源。中医药健康服务是运用中医药理念、方法、技术,维护和增进人民群众身心健康的活动,主要包括中医药医疗、保健、养生、康复服务,涉及健康养老、中医药文化、健康旅游等相关服务。本章从中医药服务的内涵特征解释开始,对目前我国中医药服务的地位、需求、资源、规模等基本情况进行梳理,同时分析了中医药服务发展的历史性机遇,并结合政治经济学相关理论进行了阐释。

一、中医药服务的基本特征

中医药服务属于医疗服务,有着许多与普通服务不同的特征和功能。

(一) 无形性

无形性是医疗服务最为显著的一个特性,中医药服务也具有医疗服务的这一普遍特征,人们也以此来界定医疗服务。具体可以从以下两个不同的方面来理解:第一,中医药服务是不能通过其自身的物理特征在消费前被消费者评价的,只有在服务发生时,患者才能检验其质量;第二,消费者在接受医疗服务之后,通常很难感受或立即感到服务带来的利益,同样也难以对医疗服务的质量做出客观的评价。

(二) 专业性

要成为一名合格的医疗服务提供者,必须经过多年的理论知识和临床技能的学习。中医药学在一定程度上可以被视为一种经验医学,因此更需要中医药技术服务提供者具有长期临床经验的积累,从而能为患者提供专业性的传统医学服务。中医学本身的特点也决定了中医药服务的提供者需要不断总结临床经验、不断吸收医学新知识这一终生学习的特性。

(三) 不可分离性

中医药服务的提供者提供服务与消费者消费中医药服务是同步进行的,两者在时间上不可分离。消费者参与了中医药服务的生产过程与消费过程,同时,提供者与消费者在中医药服务产生时是相互作用的,两者共同对服务结果产生影响。因此,医疗服务质量的好坏很大程度上也受到医患双方合作意识、沟通技巧、接受能力与配合程度的影响。

(四) 高风险性

医疗服务是个高风险的行业。疾病种类繁多,病情千变万化,同时任何医疗行为都与人的生命安全、身体健康息息相关。所以,医疗活动务必严格规范,严肃认真执行技术操作规程与要求,将随机性与规范性有机统一起来。

(五) 广泛性

中医药服务面对的服务对象非常广泛。人的一生不可能不得任何疾病,因此对于医疗服务是肯定会选择和经历的。医院应满足社会对于健康的需求,同时医院的工作受到社会各种条件和环境的制约,也离不开社会各方面的支持,面对形形色色患者的医院必须做好公共关系工作。

(六) 信息不对称性

医疗服务具有很强的专业性,因此中医药服务提供者和消费服务的患者之间,信息具有不对称性。正因为这种信息不对称性的存在,患者无法准确地判断自身的健康状况、疾病发展和诊疗方式等,而必须依赖具有专业知识的中医药服务提供者,这种信息不对称性往往也是引发医患矛盾的导火索。传统医学相对于现代医学来讲,具有较强的灵活性,诊治过程更重视患者的主观感受。中医通过望、闻、问、切对患者症状和体征进行诊察,在中医药服务的过程中,医者与患者的沟通是必不可少的重要环节,这种细致的观察和耐心的沟通主观上是中医药服务的需要,客观上也顾护到了患者的心理和精神层面,实际过程中能较有效地缓解服务信息不对称导致的医患关系紧张。

除此之外,中医药服务作为有别于一般服务的医疗服务,还具有其他一些特点。例如,伦理性和公益性,中医药服务提供者要具有高尚的医德情操,要发扬救死扶伤的人道主义精神,以及秉持对医疗事业无私奉献的价值观念。中医药服务要强调社会效益,医院要服务于社会,医疗服务是社会效益与经济效益的有机统一。又如,服务产出评价比较困难,对于医院服务的测评是相当复杂的,同时由于医院的公益性,不能使用单一指标(如利润最大化)来评估医院的业绩,理想的医院服务产出指标是用较少的投入而使人们的健康水平有较大的提高。此外,中医药服务还有不同于其他医疗服务的一些特殊性,如差异性。差异性是指中医药服务的构成成分及其质量水平经常变化,具有高度的可变性,取决于提供中医药服务的时间、地点和服务的提供者。中医药服务的模式多样,虽然有临床诊疗规范的指导,但是运用中药、针灸、养生保健等方式都可以进行健康干预和疾病治疗。因此,无论是相同医生采取不同方法,还是不同医生采取相同方法,都会给患者带来不一样的服务体验。

中医药具有独特和完备的医学理论体系、潜力强大的经济资源、优秀的文化和科研价值、重要的生态资源优势,有着数千年的历史,是中国人民长期同疾病做斗争的极为丰富的经验总结,对中国人民的健康保健事业和中华民族的存续繁衍做出了巨大的贡献。

中医药学包含着中华民族数千年的健康养生理念及其实践经验,无论是"天人合一、藏象合一、形神合一"的整体观念,还是"阴平阳秘"的平衡观念,"大医精诚"的服务观念,"辨证论治"的治疗原则,"司外揣内"的诊断思想,都是中华民族的伟大创造和中国古代科学的瑰宝。医学大家孙思邈在《大医精诚》中提出"学者必须博极医源,精勤不倦,不得道听途说,而言医道已了,深自误哉""凡大医治病,必当安神定志,无欲无求,先发大慈恻隐之心",便是要求医者自身有精湛的医术和高尚的品德修养。因此,中医药作为医疗服务除对于生命健康的巨大价值之外,还具有特有的文化内涵和时代价值,应充分发挥其作为中华文明宝库"钥匙"的传导功能,让中医药成为群众促进健康的文化自觉。2021 年 6 月,国家中医药管理局、中央宣传部、教育部、国家卫生健康委员会、国家广电总局联合印发《中医药文化传播行动实施方案(2021—2025 年)》,部署推动"十四五"时期中医药文化传承弘扬工作,为中医药振兴发展注入文化动力。开展中医药文化传播行动是贯彻落实《中共中央 国务院关于促进中医药传承创新发展的意见》,加大中医药文化保护传承和传播推广力度,推动中医药文化贯穿国民教育,融入生产生活,促进中医药文化创造性转化、创新性发展,为健康中国建设贡献中医药力量的重要举措。

二、我国中医药服务的基本情况

我国的中医药服务主要分为中医医疗服务和中医药公共卫生服务两大类。中医医疗服务包括门诊服务和住院服务两部分,由中医药专业技术人员基于中医传统理论,利用中医药治疗方式为公众提供医疗服务,其治疗方式灵活、临床疗效持久、费用较为低廉,拥有广泛的群众基础。中医药公共卫生服务主要是指我国公共卫生服务(包括建立居民健康档案、健康教育、预防接种、传染病防治、慢性病管理、重性精神疾病病例管理以及儿童保健、孕产妇保健、老年人保健等)中的中医药服务部分,不仅丰富了我国公共卫生服务的内涵,而且充分体现了中医药在基层医疗卫生机构中的优势和作用,有助于提高群众健康水平,也促进了基层医疗卫生机构的中医药服务能力建设,为继承和发扬中医药发挥了作用。

(一) 中医药在我国医疗卫生体系中的地位

新中国成立以后,中医药作为我国独一无二的医疗科学,发挥出了其不可替代的优势。我国曾以世界 1% 的卫生费用解决了世界 22% 人口的医疗保健,且人均寿命与发达国家不相上下,创造了发展中国家的奇迹,中医药在其中发挥了重要和关键性的作用。我国《宪法》明确规定"发展现代医药和我国传统医药"。《中医药法》第三条指出,中医药事业是我国医药卫生事业的重要组成部分。国家实行中西医并重的方针,鼓励中医、西医相互学习,促进中西医结合,充分发挥中医药在我国医药卫生事业中的作用。国务院 2016 年 2 月 26 日印发《中医药发展战略规划纲要(2016—2030 年)》,明确指出"要坚持中西医并重,落实中医药与西医药的平等地位"。在"中西医并重"这一卫生工作总方针的指引下,我国已经逐步建立了目前全球发展最为完善的中西医并重卫生服务体系,国家和地方出台的政策法规都明确肯定中医药在我国医疗卫生服务体系中的地位,并制订、出台了多项政策措施和配套文件来发展中医药。如今,各级各类医疗卫生和保健服务机构均能提供多样化的中医药服务。

(二) 中医药服务的需求

中医药服务作为我国特有的传统卫生资源,有着广泛的群众基础。为了准确掌握国家中医医疗服务需求和情况变化、客观评价中医药在我国医疗服务体系中的地位和作用,早在 2003 年,国家中医药管理局就曾组织相关部门,在前期多次专项统计调查的基础上,形成了《中国中医医疗服务需求与利用研究总报告》,报告显示:我国年患病 42.4 亿人次,就诊 39.3 亿人次,其中中医与中西医结合就诊 12.8 亿人次,占 32.6%。同时,根据医疗意向调查,希望中医治疗、中西医混合治疗等中医意向的人数占总比例的 27.6%。由此可见,10 多年前,中医药服务在我国医疗卫生服务体系中就起到不可替代的作用。

近年来,中医药服务量占全国医疗总服务量的份额呈增长趋势。分析《2021 年我国卫生健康事业发展统计公报》可以看出,2021 年全国中医类医疗卫生机构总诊疗人次 12.0 亿,比 2020 年增加 1.4 亿人次,增长率为 13.7%。其中,中医类医院 6.9 亿人次(占 57.3%),中医类门诊部及诊所 2.0 亿人次(占 17.0%),非中医类医疗机构中医类临床科室 3.1 亿人次(占 25.7%)。2021 年全国中医类医疗卫生机构出院人次为 3 800.2 万,比 2020 年增加 296.0 万人次,增长率为 8.4%。其中,中医类医院 3 151.9 万人次(占 82.9%),中医类门诊部 0.8 万人次,非中医类医疗卫生机构中医类临床科室 647.5 万人次(占 17.0%)。这说明中医药服务无论在我国城市和农村都存在着巨大的市场需求。伴随城镇基本医疗保险制度及新型农村合作医疗制度的改革和实施,进一步扩大了群众对中医药服务的需求。在政府相关政策法规的鼓励和扶持下,中医类医疗机构充分发挥特色优势,同时引入现代医院管理制度,提供优质中医药服务,提升了群众对中医药的信任度,拉动了中医药服务的需求。

(三) 中医药服务的资源

中医药服务体系由中医医疗机构和其他医疗机构中的中医类卫生资源共同构成,在提供中医药服务的过程中形成相互关联的一个系统。中医药服务机构包括中医类医院、中医类门诊部、中医类诊所和其他医疗机构中医类临床科室,其服务分为门诊服务和住院服务两部分。在城市,综合性中医医院、中医专科医院、综合医院中医科、社区卫生服务机构及中医门诊部和中医诊所构成了城市中医药服务网络;在农村,县级中医医院、乡镇卫生院中医科和村卫生室构成了农村中医药服务网络。中医服务资源决定了中医药在我国医疗服务体系中的地位和作用,即在我国医疗服务体系中,中医药无论从资源占有量、机构数量与规模和医疗服务提供等方面,均占有重要地位。

《2021 年我国卫生健康事业发展统计公报》的最新数据显示:至 2021 年底,全国中医类医疗卫生机构总数 77 336 个,相比 2020 年增加了 4 981 个。其中,中医类医院 5 715 个(包含中医医院 4 630 个、中西医结合医院 756 个、民族医医院 329 个),增长最多的是中医医院,由 2020 年的 4 426 所增长至 4 630 所,增加了 204 所。此外,截至 2021 年底,我国拥有中医类门诊部、诊所 71 583 个,中医类研究机构 38 个。与上年比较,中医类门诊部及诊所增加了 4 753 个。2021 年,全国中医类医疗卫生机构床位 150.5 万张,相比 2020 年增加了 7.2 万张。其中,中医类医院 119.7 万张(占 79.5%),与上年比较增加了 4.9 万张。值得注意的是,2021 年,能够提供中医服务的社区卫生服务中心占同类机构的 99.6%,社区卫生服务站占 93.0%,乡镇卫生院占 99.1%,村卫生室占 79.9%,与 2020 年相比均呈增长趋势。

2021 年,全国中医药卫生人员总数达 88.4 万人,比 2020 年增加了 5.5 万人,增长率为 6.6%。其中,中医类别执业(助理)医师 73.2 万人,中药师(士)13.6 万人,这两类人员较上年均有所增加。

(四) 中医药服务的规模

我国中医药服务的总量规模可用医疗机构诊疗人次数和出院人次数两个指标来衡量。

根据《2021 年我国卫生健康事业发展统计公报》的最新数据显示:2021 年全国中医类医疗卫生机构总诊疗人次 12.0 亿,比 2020 年增加 1.4 亿人次,增长率为 13.7%。其中,中医类医院 6.9 亿人次(占 57.3%),中医类门诊部及诊所 2.0 亿人次(占 17.0%),非中医类医疗机构中医类临床科室 3.1 亿人次(占 25.7%)。诊疗人次数增加最多的是中医医院,非中医类卫生机构中医类临床科室和中医类诊所的增量也比较明显。这说明近年来我国各级中医药管理部门把发展社区中医工作列为"基层中医药服务能力提升工程"的措施得力,效果突出。此外,随着全国社区卫生服务中心(站)的总门诊量增长,中医类门诊量也随之增长较快。2021年,全国中医类服务诊疗人次占医疗服务诊疗人次总量(不含村卫生室)的比例从2020年的16.8%上升到16.9%。

2021年全国中医类医疗卫生机构出院人次3 800.2万,比2020年增加296.0万人次,增长率为8.4%。其中,中医类医院3 151.9万人次(占82.9%),中医类门诊部0.8万人次,非中医类医疗卫生机构中医类临床科室647.5万人次。在出院人次数方面,全国中医类服务占医疗服务总量(不含村卫生室)的比例从2020年的15.3%上升到2021年的15.4%。

从中医药服务的服务量统计可以看出,中医医院是我国中医药服务的主力军,无论门诊还是住院服务,中医医院都是独占鳌头。中医医院服务量的持续增长也带动了相关中医类医疗机构服务量的增长,对促进中医药服务的临床应用,起到了重要的推动作用。充分发挥中医药特色优势,加快发展中医药健康服务,是全面发展中医药事业的必然要求,是促进健康服务业发展的重要任务,对于深化医药卫生体制改革、提升全民健康素质、转变经济发展方式具有重要意义。

(五)中医药服务发展的历史性机遇

中医药在其形成、发展的长期历史过程中,不断吸收和融合各个时期先进的自然科学、人文科学和哲学思想,理论体系日趋完善,技术方法更加丰富,形成了强调整体把握健康状态、注重个体化、突出治未病、临床疗效确切、治疗方式灵活、养生保健作用突出等鲜明特点。中医中药植根于中国传统文化,是我国独具特色的健康服务资源,为我国公众所熟知和认可,具有深厚的群众基础。尤其在我国基层卫生服务机构,中医药服务具有广阔的舞台,随着人民生活水平的不断提高,健康意识和理念不断增强,老百姓信中医、用中药,对中医药服务提出了更高的要求。中医学理论重视人与自然的关系,强调"人"是一个有机的整体,认为人的正常生命活动是心理和生理功能的有机结合,这与当今时代的健康卫生理念相吻合。随着全球性人口结构特征的高龄化,疾病谱的变化,致病因素的多样化,以及对健康概念的重新定义,现代医学高度发达的西方国家开始重新审视传统医学的药物和非药物的治疗手段,在世界卫生组织(WHO)的组织和推动下,包括中医药在内的传统医学将迎来更为广阔的发展机遇。

我国新一轮医药卫生体制改革实施以来,党中央、国务院高度重视中医药发展。2009年专门出台《关于扶持和促进中医药事业发展的若干意见》(国发〔2009〕22号),大力扶持和促进中医药事业发展,形成了中医药医疗、保健、教育、科研、文化、产业全面发展的新格局,在促进实现医改目标、维护人民群众健康中发挥了重要作用。为全面发展健康服务业,充分发挥健康服务业在稳增长、调结构、促改革、惠民生以及全面建成小康社会中的重要作用,2013年10月,国务院发布实施《国务院关于促进健康服务业发展的若干意见》(国发〔2013〕40号),明确提出"全面发展中医药医疗保健服务"的重点任务。2015年4月,国务院办公厅印发《中医药健康服务发展规划(2015—2020 年)》,对当前和今后一个时期,我国中医药健康服务发展进行了全面部署,这是贯彻落实《国务院关于促进健康服务业发展的若干意见》制定的唯一的专项规划,也是我国第一个关于中医药健康服务发展的国家级规划,其发展目标包括:到 2020 年,基本建立中医药健康服务体系,中医药健康服务加快发展,提供能力大幅提升,技术手段不断创新。随着《规划》发布实施,我国第一次正式明确了中医药健康服务的概念和内涵:中医药健康服务是运用中医药理念、方法、技术,维护和增进人民群众身心健康的活动,主要包括中医药养生、保健、医疗、康复服务,涉及健康养老、中医药文化、健康旅游等相关服务。《规划》的发布将有力推动构建中国特色健康服务体系,提升中医药对国民经济和社会发展的贡献率。2016 年 2 月,国务院印发《中医药发展战略规划纲要(2016—2030 年)》,明确了未来 15 年我国中医药发展方向和工作重点,坚持中西医并重,落实中医药与西医药的平等地位,遵循中医药发展规律,以推进继承创新为主题,以提高中医药发展水平为中心,以完善符合中医药特点的管理体制和政策机制为重点,以增进和维护人民群众健康为目标,拓展中医药服务领域,促进中西医结合,统筹推进中医药事业振兴发展。2019 年 7 月,习近平总书记主持召开中央全面深化改革委员会会议专题研究中医药工作,并多次就中医药工作做出重要指示批示。2019 年 10 月,中共中央、国务院印发《关于促进中医药传承创新发展的意见》,为中医药发展"把脉""开方",各地各有关部门凝心聚力、锐意进取,形成了共同推进中医药发展的良好局面,更为新时代传承创新发展中医药事业指明了方向。《意见》指出,应当健全中医药服务体系,以信息化支撑服务体系建设,发挥中医药在维护和促进人民健康中的独特作用,大力推动中药质量提升和产业高质量发展,加强中医药人才队伍建设,促进中医药传承与开放创新发展,并改革完善中医药管理体制机制。这一意见的出台与实施将指导与推动中医药的继承、发展和利用,让中医药为维护百姓健康发挥更大作用。2021 年 1 月 22 日,国务院办公厅出台《关于加快中医药特色发展若干政策措施的通知》,对党中央、国务院中医药工作决策部署再贯彻再落实,对《意见》各项政策再部署再细化,提出加快健全符合中医药规律特点的政策体系,加快推动解决中医药发展实践中面临的突出问题,加快中医药有特色、高质量地发展,更好实现中医药传承创新。《政策措施的通知》坚持问题导向和目标导向,同时总结新型冠状病毒感染防治中的中医药工作经验,针对当前中医药发展出现的薄弱环节和改革难点,聚焦破解中医药发展面临的具体问题,全面加大对中医药的政策支持力度和投入力度,提出了 7 个方面的 28 条政策:一是夯实中医药人才基础。提高中医药教育整体水平,坚持发展中医药师承教育,加强中医药人才评价和激励。二是提高中药产业发展活力。优化中药审评审批管理,完善中药分类注册管理。三是增强中医药发展动力。保障落实政府投入,多方增加社会投入,加强融资渠道支持。四是完善中西医结合制度。创新中西医结合医疗模式,健全中西医协同疫病防治机制,完善西医学习中医制度,提高中西医结合临床研究水平。五是实施中医药发展重大工程。引领中医药在人才培养水平、医疗服务能力、科研能力、药材质量、综合改革、对外开放等方面全面提升。六是提高中医药发展效益。完善中医药服务价格政策，健全中医药医保管理措施，合理开展中医非基本服务。七是营造中医药发展良好环境。加强中医药知识产权保护，优化中医药科技管理，加强中医药文化传播，提高中医药法治化水平，加强对中医药工作的组织领导。

在新型冠状病毒感染防治过程中，我国充分发挥中医药特色优势，坚持中西医结合、中西药并用，发挥中医药治未病、辨证施治、多靶点干预的独特优势，全程参与、深度介入疫情防控，从中医学角度研究确定病因病机、治则治法，形成了覆盖医学观察期、轻型、普通型、重型、危重型、恢复期发病全过程的中医诊疗规范和技术方案，在全国范围内全面推广使用。中医医院、中医团队参与救治，中医医疗队整建制接管定点医院若干重症病区和方舱医院，其他方舱医院派驻中医专家。中医药早期介入、全程参与、分类救治，对轻症患者实施中医药早介入早使用；对重症和危重症患者实行中西医结合；对医学观察的发热患者和密切接触者服用中药以提高免疫力；对出院患者实施中医康复方案，建立了全国新型冠状病毒感染康复协作网络，提供康复指导。习近平总书记在专家学者座谈会上指出，中西医结合、中西药并用，是新型冠状病毒感染防控的一大特点，也是中医药传承精华、守正创新的生动实践。

中医药科研学术的进步，也对中医药医疗卫生服务的发展起到了举足轻重的作用。其中，中医理论基础研究推动了中医药理论的自我创新，建立了一批基础、研究的前沿交叉学科，对中医药的科学内涵进行了系统地阐释；中医临床实验研究带动了中医药临床技术的革新，在遵循中医药创新发展的原则基础上，产、学、研互推互助，一批批科研成果正在转化为老百姓看得见、感受得到的实实在在的中医药服务。世界卫生组织在对拥有百年历史的国际疾病分类（International Classification of Disease，ICD）进行第 11 次修订时，首次将传统医学纳入其中，并以中医药病证体系为基础，同时兼顾日本、韩国传统医学。其正式发布使用后，在全球范围内收集中医药病证诊断数据将成为现实，这能更大程度地促进中医药等传统医学在世界范围内的广泛传播和应用，有助于推动各国法律及医疗保险体系接纳中医药，有助于中医药国际标准化研究与服务贸易的开展，有着不可估量的社会和经济效益。

此外，中医药的海外传播为中医药服务的全球化发展提供了有利的基础和条件。中国改革开放和加入世界贸易组织（WTO）之后，中医药大步走向世界，如今，中医药作为世界上重要的传统医药之一，受到世界更多的关注。2014 年，中国政府提出了"一带一路"合作倡议，这成为中医药服务走向更广阔天地的坦途。通过与丝绸之路经济带、21 世纪海上丝绸之路沿线国家开展中医药交流与合作，能扩大中医药健康服务的国际影响力，带动中医药产品贸易和服务贸易发展。2017 年 1 月 19 日，国家主席习近平访问了世界卫生组织日内瓦总部，并与陈冯富珍总干事共同出席中国向世界卫生组织赠送针灸铜人雕塑仪式，为针灸铜人揭幕。习近平在致辞中指出，我们要继承好、发展好、利用好传统医学，用开放包容的心态促进传统医学和现代医学更好融合。中国期待世界卫生组织为推动传统医学振兴发展发挥更大作用，为促进人类健康、改善全球卫生治理做出更大贡献，实现人人享有健康的美好愿景。未来，可以通过国际区域间的合作，来逐步解决中医药服务海外发展的学历认可、执业资格、药品注册、开业权限、医疗保险、知识产权保护等一系列法律法规和政策管理问题，带动包括中医药在内的传统医学海外传播与发展的深度和广度。

三、中医药服务与政治经济学理论

中医药服务的评价研究，旨在从中医学、公共卫生、管理学、社会学等多个学科角度出发，立足于评价管理的同时拓宽中医药服务的研究领域，对中医药服务加以剖析，并结合中医药服务发展的现状和问题，提出中医药服务综合评价的新方法。

（一）公共产品理论与中医药服务

公共产品理论，最早产生于 20 世纪 80 年代，是新政治经济学的一项基本理论。根据美国经济学家保罗·萨缪尔森在《公共支出的纯理论》中的定义，纯粹的公共产品或劳务是这样的产品或劳务，即每个人消费这种物品或劳务不会导致别人对该种产品或劳务的减少。而且公共产品或劳务具有与私人产品或劳务显著不同的三个特征，即效用的不可分割性、消费的非竞争性和受益的非排他性。按照美国经济学家詹姆斯·布坎南对公共产品基本特征的描述，可以将公共产品分为纯粹的公共产品、准公共产品。不管是公共产品、准公共产品，提供的主体和主导者应该是国家及其职能部门。

根据公共产品理论，可以把卫生服务大体划分为三类：第一类是纯公共产品或公共服务，如食品营养干预、公共卫生、环境管理、疫情监测与防控等都属于基本的公共产品，这些产品不具有竞争性和排他性，只能由政府提供。第二类是准公共产品或准公共服务，如基本医疗服务、计划免疫、妇幼保健等，其从本质说属于个人消费品，但由于具有部分的竞争性和排他性，因此具备了公共产品的某些特性，所以应由政府提供为主体。第三类是非公共产品，指的是那些基本医疗服务和公共卫生保健之外的非特需的、高层次的个人医疗消费，如隐形眼镜、整形、价格高昂的药物治疗和高新技术等，这类应该由个人来承担费用。

实际上，我国在 2000 年已经开始实行了医疗机构分类管理制度，依据医疗机构的性质、社会功能和承担的任务进行分类，从而有效促进医疗资源合理配置、医疗服务体系结构优化和系统效率提升。中医药服务从其性质看属于公共产品和准公共产品，所以基本医疗服务和公共卫生保健中提供的中医药服务，原则上应由政府主导，形成政府主导、行业落实、因地制宜、分类指导的管理格局。政府主导并参与中医药的各项工作，可以使行业行为变为政府行为，提高其作为公共产品和准公共产品的号召力、组织性，充分发挥了中医药独特作用，提高中医药行业的社会地位。

（二）制度变迁理论与中医药服务

制度变迁理论是由新制度经济学派的道格拉斯·C·诺思创立的,他提出,制度的供给是稀缺、有限的,当制度的供给和需求基本均衡时,制度是稳定的;当现存制度不能满足人们的制度需求时,就会发生制度的变迁。只有在预期收益大于预期成本的情况下,行为主体才会去推动直至最终实现制度的变迁。他还认为,制度变迁一旦走上了某一路径,它的既定方向会在以后的发展过程中得到自我强化,这就是所谓的路径依赖,意味着人们过去的选择决定了现在可能的选择,而任何制度创新都离不开一定的历史社会环境。沿着既定的路径,制度的变迁可能进入良性循环,也可能顺着原来的错误路径往下滑,甚至被"锁定"在无效或低效的状态,陷入恶性循环。

中医药学作为我国优秀传统文化的一部分,有着数千年的历史,是中国人民长期同疾病做斗争的极为丰富的经验总结,它的形成和发展,深受古代辩证法和唯物论思想的影响。通过长期的反复医疗实践,逐步发展成为横跨社会科学和自然科学两大领域,具有完整、独特的医学理论体系的生命科学,对中国人民的健康保健事业和中华民族的存续繁衍做出了巨大的贡献。

通过对我国中医药政策的制度变迁分析,可寻求目前中医药服务的成功与不足,为创新我国中医药服务提供基础性的理论依据。在发展中医药服务的过程中,应该投入建设与督导实施并举,落实政策与推进改革并重。2016 年 2 月,国务院印发了《中医药发展战略规划纲要(2016—2030 年)》,这部国家级的中医药战略纲要提出:到 2020 年,实现人人基本享有中医药服务,中医药产业成为国民经济重要支柱之一。到 2030 年,中医药服务领域实现全覆盖,中医药健康服务能力显著增强,对经济社会发展做出更大贡献。2016 年 9 月,国家卫生和计划生育委员会发布了《医疗质量管理办法》,旨在加强医疗质量管理,规范医疗服务行为,进一步建立完善医疗质量管理的长效工作机制。2020 年 7 月,国家中医药管理局印发了《中医药服务监督工作指南(试行)》,其中规范了包括医疗机构监督、医疗技术人员监督、医疗技术监督等,对促进中医药服务的临床应用,也起到了重要的作用。

（三）卫生公平理论与中医药服务

卫生服务公平性是一个内涵十分丰富的复杂概念,高丽敏综合国内外众多学者的意见,对卫生公平性有一个比较全面的概括。她认为,卫生服务的公平性,实际上是指社会成员获取卫生保健服务机会的均等性,即每一个社会成员在需要的时候,都能获得相应的卫生服务,而不论他收入多少、地位高低、从事什么职业。她还进一步认为这种公平性体现在两个方面:第一,卫生筹资的公平性。它包括:① 纵向公平,即不同支付能力的个人或家庭,为卫生保健服务支付不同的费用。支付能力强的,多支付;支付能力弱的,少支付。② 横向公平,即要求有相同支付能力的个人或家庭,为卫生保健服务支付相同的费用。第二,卫生服务提供的公平性。为了方便地分析问题，借鉴国内外研究的成果，我国将医疗卫生服务的公平性进一步分解为健康公平性、卫生服务利用公平性、卫生筹资公平性和卫生资源分布公平性 4 个方面。卫生服务公平与卫生服务系统有着直接的关系，并直接影响到人口健康状况的公平性，因此，对卫生政策的改革有着重要的意义。

中医药服务资源是我国医疗卫生系统的重要组成部分，目前，就整体而言，基层医疗卫生机构提供的中医药服务使我国整体中医药服务的公平性、便捷性和可及性得到较大程度的改善。"十三五"时期，我国中医药服务能力和特色优势进一步彰显，中医药健康服务的可及性显著提升。2022 年 8 月 2 日，国家卫生健康委员会就党的十八大以来中医药政策体系完善和服务能力提升有关情况举行发布会，会上提道："十三五"期间，中央投资超过 300 亿元，支持中医医疗服务资源的整体扩容和布局优化，夯实基层中医药服务网络。中医医疗服务能力得到明显提升，特色优势持续彰显。目前，全国 85% 的二级以上综合医院都设置了中医科。截至 2020 年底，已设置县级中医院的县域 1 615 个，占全国县级区域的 86.32%。到 2022 年底，基本实现全部社区卫生服务中心和乡镇卫生院中医馆全覆盖，同时不断加强县级非中医类医疗机构中医科室建设，鼓励社会力量在基层办中医；多地还将中医药服务报销比例提高至 80% 以上，减轻参保群众费用负担。目前，以县级中医医院为龙头，社区卫生服务中心、社区卫生服务站、乡镇卫生院、村卫生室为主体，县级综合医院、妇幼保健机构等非中医类医疗机构中医药科室为骨干，社会办中医院、中医门诊部、诊所为补充的基层中医药服务网络逐步完善。由此可见，中医药服务放大了我国医改惠民的效果，基本满足了城乡居民对中医药服务的需求，促进了城市和农村居民对中医药服务的利用，同时提高了城乡居民对中医药服务利用的公平性，进而提高了健康的公平性。

全球在人类发展史上曾经存在过许多传统医学，其中大多已经消失，仅有为数不多的留存至今。起源于我国的中医药学不但为中华民族数千年的繁衍生息做出了贡献，即便是在现代医学飞速发展的今天，依然属于我国医疗卫生体系的重要组成部分，这不仅得益于我国政府的政策扶持和指导，还因为中医药学具有其完整的理论体系和确切的临床疗效。同时，中医中药也传播到了全世界 196 个国家和地区，许多国家都将中医药为主的传统医学作为其补充和替代医学的一部分，有些还被纳入了国家或商业医疗保险体系。合理、有效地利用中医药资源，不仅可以满足中国公众多样化的中医药服务需求，而且可以为全球日益增长的传统医学服务需求给予必要的支持。

第三章
中医药服务综合评价指标体系的探索与设计

一、卫生服务评价的相关理论基础

卫生服务是卫生部门为了一定的目的使用卫生资源(卫生人力、卫生经费、卫生设备、卫生技术和卫生信息等),向居民提供卫生服务(医疗服务、预防保健服务和康复服务)的过程,中医中药作为我国独特的卫生资源,其服务也属于卫生服务的范畴。关于卫生服务的研究在国外已有80多年的历史,属于社会医学、卫生事业管理学科的一个重要内容和研究领域,其作为一门应用科学,主要为公共卫生政策的制订提供事实基础。对卫生服务进行评价分析作为卫生服务研究的一个方面,可以为改善、优化卫生服务提供事实依据。

(一)卫生服务的本质与特殊性

服务的本质是生产性劳动,产出的是无形商品。卫生服务是一种特殊的服务,具有以下区别于其他一般服务的特殊属性。

1. 服务的专业性

要成为一名合格的卫生服务提供者,必须经过多年的理论知识和临床技能的学习,而医学科学本身的特点也决定了卫生服务提供者需要不断总结临床经验、不断吸收医学新知识这一终生学习的特性。中医药学在一定程度上也可以被视为一种经验医学,因此它更需要中医药的技术服务提供者具有长期临床经验的积累,从而为患者提供专业性的传统医学服务。

2. 服务对象的特殊性

卫生服务的服务对象是患者,伴随医学模式的改变,卫生服务提供者向患者提供的不仅仅是专业技术,还应考虑患者的心理因素,给予患者安慰和关爱。现代医学随着科学技术的发展,仪器设备离患者越来越近,而医生与患者越来越远,在这种医生根据患者病情数据进行快速诊断的背景下,患者很容易对医生失去信任与信心。而强调个体化辨证施治诊疗是以中医药学为代表的传统医学和现代医学最显著的区别,对于患者这样一个特殊的服务消费群体,提供充满人文关怀的服务可以对卫生服务的整体质量起到积极的作用。同时,传统医学作为人文主导型医学,与现代医学以疾病为中心不同的是,其强调以人为中心,这与世界卫生组织近年来推行"以人为本的整合医学服务"的理念是不谋而合的。

3. 服务信息的不对称

卫生服务具有很强的专业性,因而卫生服务提供者和消费服务的患者之间,信息具有不对称性。正因为这种信息不对称性的存在,患者无法准确地自行判断自身的健康状况、疾病发展和诊疗方式等,这导致患者被迫处于一种"无知"的状态,而必须依赖于具有专业知识的卫生服务提供者,由于人们往往会对未知的事物产生不信任感,这种信息不对称性导致的不信任往往也是引发医患矛盾的导火索。传统医学相对于现代医学来讲,具有较强的灵活性,它的诊治更重视患者的主观感受。在中医药服务的过程中,医者与患者的沟通是必不可少的重要环节,中医通过望、闻、问、切对患者症状和体征进行观察,医者尤其注意与患者及其家属进行信息沟通,这种细致的观察和耐心的沟通主观上是中医药服务的需要,客观上也顾护到了患者的心理和精神层面,让患者感受到自己受到了关心,能较有效地缓解服务信息不对称导致的医患关系紧张。

4. 服务的高风险性

卫生服务的目的是为了人类的健康,而人的生命是不能用价值来衡量的,这就使得卫生服务既要保证服务质量,也要保证服务安全。虽然现代医学的技术和方法突飞猛进,但随着时代的变迁和人类疾病谱的变化,疾病的种类越来越多,而医学对疾病的认识是渐进式的,需要不断地总结经验。因此,卫生服务过程中疾病的复杂性、不可预见性以及医学科学的局限性,使得这种服务具有其他服务所不具备的高风险性。传统医学的应用现在已经成为了一种国际现象,对其服务进行恰当地评估、监管,加强其服务的安全性和有效性,规范其服务的合理使用,对传统医学服务的风险可控至关重要。中医药服务在世界传统医学服务领域占有较大的市场,同时其服务领域和服务规模呈增长趋势。率先对包括中医药服务的质量、安全、适用性等进行综合评价,并及时地在全球进行信息分享,对更好地发挥中医药服务的特色与优势,推动全球传统医学的发展与进步都会有较大的促进作用。

(二)评价的概念与基本方法

评价是管理工作的一个重要组成部分,通过评价可以了解、总结前期工作取得的成绩和经验教训,更好地控制并加强下一步工作。没有科学的评价,就没有科学的管理;没有科学的评价,就没有科学的决策。

评价作为一种工具,根据事先制订的指标体系,按照一定的评估标准,对被评价对象做出客观、公正、准确的综合评判。现有的评价方法归结起来可以分为三类。

1. 基于专家知识的主观评价法(定性评价方法或专家定性判断法)

评价学的主观评价方法主要有同行评议法、德尔菲法、调查研究法、案例分析法、标杆分析法和定标比超法等,其共同特点是都基于同行或专家过去的知识和经验对评价对象做出主观判断。

2. 基于统计数据的客观评价法(定量评价方法或定量指标评价法)

评价学的客观评价方法是通过把复杂现象简化为指标或相关数据,进而对评价对象的指标或相关数据进行统计,用数值比较来进行判断分析的方法。主要有文献计量法和经济计量法两类,包括科学计量学、文献计量学、情报计量学、技术计量学、网络计量学和经济计量学等一系列学科理论和方法。

3. 基于系统模型的综合评价法(包括定性与定量相结合的评价方法和各种综合评价方法)

评价学的综合评价方法是以现代信息技术与计算技术为基础,综合运用各种定性、定量方法进行多层次、多指标、多数据、可视化的评价方法。

二、中医药服务评价工作的发展和问题

(一) 中医药服务发展的客观要求

党的十八大以来,习近平总书记高度重视中医药工作,做出了一系列重要论述,党中央、国务院把中医药摆在更加突出的位置,做出一系列重大决策部署,为中医药服务的发展指明了方向。特别是在完善政策体系方面,党中央、国务院的重视、支持力度前所未有,出台文件的规格之高、数量之多、领域之广也前所未有。第一次颁布中华人民共和国中医药法,在法律层面表达国家意志,保障中医药发展。第一次以党中央、国务院名义印发《中共中央 国务院关于促进中医药传承创新发展的意见》,从党和国家发展全局的高度对中医药工作做出全方位、战略性、系统性安排。第一次以国务院名义印发中医药发展战略规划纲要,这是一个中长期规划,将中医药发展提升到国家战略高度。第一次发布《中国的中医药》白皮书,向世界展示中国发展中医药的方针政策和成就。第一次由党中央、国务院部署中医药振兴发展重大工程,着力发挥特色优势,促进高质量发展。国务院有关部门在国务院中医药工作部际联席会议机制的推动下,出台了服务体系建设、人才培养、科技创新、中药管理和发展、医保支持等一系列政策文件。总体来看,中医药政策供给更加全面、有力,既有党和国家事业全局高度的战略安排,又有法律层面的规范要求,更有可操作、可落地的细化举措,为中医药服务的发展提出了新的要求。

各地党委、政府落实党中央决策部署,出台了《中共中央 国务院关于促进中医药传承创新发展的意见》的落实举措,还有 26 个省份制订、修订了地方性中医药法规,各地因地制宜,提出很多颇具地方特色的落实措施。

在服务能力提升方面,在党中央、国务院的高度重视和国务院各部门、各地方共同推动下,优质高效中医药服务体系建设迈上了新台阶,服务能力进一步提升。中医药全面参与基本医疗卫生制度建设,融入健康中国行动。国家中医医学中心、区域中医医疗中心建设扎实推进,推动中医优质医疗资源提质扩容。基层服务能力明显增强,社区和乡镇医疗卫生机构基本都能够提供中医药服务,人民群众更加方便看中医,做优做强专科专病,开展中医特色重点医院建设,巩固扩大特色优势。实施中医治未病健康工程升级版和中医药康复服务能力提升工程,不断拓展中医药服务功能,中西医协同机制更加健全,更好地满足了广大群众"方便看中医、放心吃中药、看上好中医"的健康需求,中医药服务的公平性、可及性、便利性得到明显增强,中医药在深化医改中放大了惠民效果。

因此,为了给大量新增加的中医药服务人员提供准确的规章制度,从而能为服务对象提供更加优质的中医药服务,同时还要进一步提高传统中医药在医疗市场的影响力,进一步规范服务技术和服务产品,当下的中医药服务体系需要评价工作来推动其发展、完善。此外,中医药全方位深度参与新型冠状病毒感染救治展现出了传统医学的独特优势,中医药也因此得到了社会的进一步认可,国际影响力也大幅提升。这对中医药服务和中医药走出去提出了新的发展要求。

(二) 中医药服务评价的发展需求

目前,中医药临床疗效评价的科学研究是中医药临床研究工作的热点。临床疗效是中医药理论和实践的试金石,随着全球传统和补充医学的快速发展,以及西方世界开发天然药物、崇尚自然疗法的浪潮,中医中药获得了难得的发展机遇。建立一套既符合现代科学研究一般准则和国际通行标准,又能充分体现中医药自身特点且研究成果为世界同行认可和接受的疗效评价方法,对提高中医药学的核心竞争力,加快中医药的现代化和国际化进程至关重要。

此外,随着中医药卫生服务工作的不断开展、中医药全球化脚步的加快以及所面临的社会和经济变化,如何更好地提升中医药服务的品质和水平、如何更有效地规范中医药服务的合理使用、如何更方便地满足人们对中医药服务的需求、如何更恰当地对中医药服务的安全性和有效性进行评价和监管,探索设立一个体系完整、分层科学、权重合理、评价规范的指标系统已经成为一个迫切需要解决的问题。

《世界卫生组织传统医学战略(2014—2023)》明确提出了促进更加安全有效地使用传统和补充医学的战略目标,这将成为进一步保护和发展传统医学的助推器。起源于中国的中医药学,由于理论完整、取材广泛、疗效显著,并在治疗的同时融入了康复、保健和养生等文化,其作为中华民族传承的瑰宝在全世界得以应用与发展。因此,中医药事业的发展不仅是为满足中国人民对中医药服务的需求,而且是服务于全球人民的共同需要。倘若我国能以世界卫生组织提出的这一战略为纲领,将中医药放在全球健康的视角下,建立中医药服务综合评价的新模式,同时将中国中医药服务评价体系的经验和教训与其他国家分享,对提升中医药在世界健康卫生服务领域中的地位及实现世界卫生组织"全民健康覆盖"目标有很大的积极意义。

(三) 中医药评价研究的发展现状

中医药学历史悠久、实践丰富、诊治灵活、作用独特,是全球传统和补充医学的主要代表。在我国,中医药在医疗卫生事业发展过程中一直担负着重要的角色,各级政府、相关部委和中医药管理部门相继出台了促进和鼓励中医药事业发展的相关政策、法规,在对待中医药学的保护和发展问题上逐步厘清了方向、路径。近年来,虽然我国各地区经济发展水平还存在差异,然而伴随着中央和地方中医药事业发展专项资金的投入,中医药服务体系逐步完善,服务能力和水平持续提升,中医药服务的特色和优势日益突显。

评价是管理工作的一个重要组成部分,通过评价可以了解、总结前期工作取得的成绩和经验教训,更好地控制并加强下一步工作。我国在中医药行政管理和服务监督方面积累了大量的工作经验,目前对于中医药工作管理体制、中医药临床技术和中医药服务实践等相关内容的评价研究,不仅促进了中医药事业的发展,在一定程度上也提升了中医药服务的品质和水平。就目前来说,我国中医药评价研究主要集中在临床疗效评价和社区中医药服务能力评价两个方面。

1. 中医药临床疗效评价的研究现状

千百年来,中医药学存在和发展的根本是其临床疗效。整体观是中医学理论体系的主要特点,它贯穿于中医病因、病位、病性、病机和治疗之中。中医学在整体观念的指导下,临床上强调辨证论治,注重对患者整体功能的调节,这是有别于现代医学诊疗体系的一大特色和优势。正由于中医临床将患者"人"的一面作为主要对象,便意味着其治疗方式的人性化、个体化和经验化。这就给中医药的临床评价工作带来了挑战,在疗效评价的过程中不能局限于疾病的生物学指标,而是应探索能充分反映中医药疗效优势的临床研究评价方法。

通过病证结合研究的方式开展中医药临床疗效评价,符合中医学理论特点,同时可以凸显中医药特色。张平军等对目前中医药临床疗效评价研究进行总结分析,认为当前发表的中医药临床研究论文部分沿用现代医学的病程分类标准和指标体系来衡量中医药的疗效,忽视了以辨证论治为核心的中医临床诊疗体系,不能全面客观地体现中医药特色,存在诸多不足之处。危北海等认为应结合循证医学的观点和临床疗效评定的要求,一方面寻找能发扬中医药优势的证候相关性指标,另一方面也要探索反映疾病本质及其表型的生物学指标。此外,还有研究人员认为,要建立科学客观的中医药临床疗效多维结局指标体系,还应纳入能体现中医学在疾病治疗过程中注重患者自身主观感受和生活质量改善与提高的生存质量量表,并逐步建立中医特色的量表评价体系,使中医药临床疗效评价逐步客观化和定量化。

2. 社区中医药服务能力评价的发展现状

社区卫生服务是我国基本医疗制度的重要组成部分,也是我国公共卫生服务体系的基础。中医药具有简便、安全、价廉等特色优势,切合社区卫生服务的实际需求。不仅有利于提高人民群众的健康水平,而且能推动中医药事业的发展。为了提高我国社区中医药的服务水平和服务能力,规范其服务行为,除临床疗效评价外,一些学者近年来开展了一些针对社区中医药的服务评价研究。蒋飞雁等采用文献研究法、专家咨询法、层次分析法和综合指数法等方法来确定上海市中医药特色示范社区卫生服务中心能力建设评价指标体系;按照能力宽度、能力密度、能力频度、能力精度和能力社会显示度分别归类。建立了上海市中医药特色示范社区卫生服务中心中医药能力指数评价指标体系,具有较好的科学性和实用性,可以用于基层中医药服务能力的效果评价。窦蕾等以山东省101所县级中医院的中医药服务能力为对象,建立了中医药服务能力评价指标体系,包括4类一级指标和18个二级指标,利用定性排序与定量转化法计算各类指标的经验权重系数,最后通过加权秩和比法对其中医药服务能力进行综合评价,为中医药发展政策制定提供了一定的参考依据。

(四) 中医药评价研究的现存问题

科学、系统地开展中医临床疗效评价研究是中医药临床研究发展的重心。多年来,科研人员应用临床流行病学和循证医学的方法,结合中医药的理论和临床特点,开展了包括治疗文献的系统评价、多中心临床随机对照试验等中医药临床评价研究实践,取得了一些成果。目前,中医临床疗效评价体系主要包括以下8个方面:症状体征改善、理化指标、证候要素、重要临床事件发生率、基于患者报告的结局疗效评价、基于照顾者报告的结局疗效评价、安全性评价和卫生经济学评价。这些临床疗效评价的研究方法都有其合理性和可行性,但要真正体现中医辨证论治的特点,以及中医药治疗多靶点效应的高维性,还应研究采用多维度的综合疗效评价体系,运用综合方法提供全面的评价,为中医药临床诊疗提供系统、合理的证据和指导。

同时,中医临床通常是根据患者的具体情况随证加减用药,治疗往往讲究治则治法,而不是一味强调某一固定的方药,这与临床随机对照试验要求的治疗措施固定、评价指标效应强的条件有些出入。目前认为临床随机对照试验也有其自身的局限性,主要表现为:① 因客观原因限制或伦理学问题而不可能进行临床随机对照试验,从而没有其他可供借鉴的试验结果;② 来自临床随机对照试验群体的结果不一定适用于该群体的每一个体,如患同样疾病的不同证型的个体对同一治疗的反应不同;③ 群体的结论推广应用到其他群体中不一定适用;④ 群体结论无效(统计学上不具有显著性差异的结论)时,可能其中有的个体有效;⑤ 当试验中需要对干预药物的剂量进行调整时,临床随机对照试验难以做到,这点对于使用中医中药进行干预时更为突出。调查发现,国内期刊发表的中医类临床随机对照试验的论文数量和所占临床研究的比例逐渐上升,但这些绝对数量不能成为其优势,因为多数临床随机对照试验的质量不高。如一项对糖尿病中医药治疗性文献的系统评价指出:目前已经有越来越多的中医和(或)中西医结合治疗性研究采取临床随机对照试验,但在样本同质性、随机化实施、病例筛选记录、退出与失访病例报告、结局指标选择、结论推导等重要环节方面存在着很多问题,临床随机对照试验的可信度及其质量确实堪忧,究其原因,除设计过程不够严格外,部分是由于研究者在设计时未充分考虑临床随机对照试验的实施难度和自身条件,以及实施过程的质控不够。因此,单纯采用临床随机对照试验的方法来处理中医辨证论治的复杂干预手段,有时往往不合适,需要方法学的发展和创新。刘保延提出的真实世界的中医临床科研新范式,以人为中心,以数据为导向,以问题为驱动,融合现代临床流行病学、循证医学、统计学和信息科学等概念,实现了从临床中来到临床中去的临床科研一体化模式,使中医辨证论治、综合治疗的优势特色得以充分地实施和发挥,可能为中医药临床疗效的客观评价做出有价值的回答。

中医药医疗和健康服务在社区的广泛开展,使群众得到了就近、及时、价廉的卫生服务。如何实现社区中医药服务的规范化管理,构建社区中医药服务的评价体系,客观掌握社区中医药工作的实际情况和服务效果,从而提出相应的改进措施,可以成为提高社区中医药服务能力的关键因素。近年来,不少学者结合部分社区卫生服务机构实际情况开展的中医药服务能力评价研究,为如何科学、合理地评价社区中医药服务水平与能力积累了经验。然而,这些研究一方面通过构建指标体系侧重评价中医药健康服务机构的服务能力、中医药在基层医疗服务机构以及基层医疗卫生体系中的贡献率,另一方面着眼打造指标模型评价社区中医医师的服务能力。对于中医药服务和技术本身的系统评价覆盖不够,同时也没有涉足中医健康服务的质量、安全和合理使用领域,然而这些研究所采用的评价体系的构想、指标选取原则、方法等对于建立中医药服务综合评价指标体系,实现中医药服务的标准化、规范化管理具有一定的参考价值。

我国正处于医疗卫生体制的改革期,现有的一些关于社区中医药服务能力评价等相关内容的研究,在一定程度上,促进了中医药服务的管理体系、运行机制的转型升级,然而对于中医药服务的实践、技术的综合评价没有系统地展开,少数仅仅停留于学术研究层面,力量比较分散。此外,对于中医药产品、实践和技术服务提供者的评价及监管主要是由卫生行政主管部门单独进行,对于中医药服务的评价主要针对医疗机构的建制和管理,对于实践和技术服务提供者的培训、资格认证、服务价格和监管而言,现有的指标体系显得有些力不从心。对于中医药服务的评价主要倾向于以供方视角为主的评价方式,缺少从第三方视角出发或是由第三方组织的评价体系,换言之,评价主体应避免与被评项目产生利益冲突,与中医药服务利益攸关的团体或关心中医药服务评价结果的组织和个人应作为评价主体参与评价过程。

三、中医药服务综合评价指标体系构建的意义

近年来,我国积极扶持和促进中医药服务体系建设,就是为了更好地提升中医药服务的品质和水平,更有力地满足人民群众对中医药服务的需求。同时,为了应对全球范围内对于传统和补充医学服务需求的不断增长,《世界卫生组织传统医学战略(2014—2023)》提出了今后10年传统和补充医学的发展方向,指导与促进会员国政府、技术服务提供者和消费者能够更加安全、有效、经济及有尊严地利用传统和补充医学。

随着国家对于中医药服务能力体系的逐步改善和提升,部分学者对中医药服务评价开展了一些研究,然而目前主要工作还处于探索阶段,中医药服务的综合评价体系尚未形成,学界缺少对于中医药服务综合评价的指导意见,且经验不足,缺少研究资料和案例,相关研究也存在评价方法简单、指标不统一、量化不明确等问题。

中医药服务是维护我国人民健康的重要手段,但中医药资源毕竟有限。由于区域之间发展不平衡、不充分,中医药服务体系在医疗资源、服务能力、服务效率和医疗收支等方面也相应存在不平衡及不充分的情况,如西北和西南地区的中医药服务发展水平要弱于华东和华中地区,华北和华南地区各省份之间发展水平不平衡,实力差距较大,同时,各地对于中医药服务的需求也不尽相同。要合理满足群众对中医药服务的需求,高效配置中医药资源,需要完善与我国中医药服务特点相适应的综合评价指标体系。从临床角度出发,中医药服务评价指标体系能够指引医护人员和管理者找出不足,有针对性地改善服务质量。从患者角度而言,评价的结果可以在一定程度上指引就医选择,反过来这也会间接激发中医药服务提供者建立学科自信,改善服务质量。

因此,建立一套科学规范、切合实际、简单易用,同时具有较高信度的中医药服务综合评价指标体系,可以为政府制定政策提供参考,为中医药服务管理的标准化、规范化、科学化提供工具,为传统和补充医学服务纳入全球卫生系统、促进全民健康覆盖提供中医药领域的经验。

四、中医药服务综合评价指标体系构建的原则

中医药服务作为一类卫生服务,其综合评价指标体系的构建应以能否促进和改善卫生服务水平、能否满足消费者的健康服务需求、能否保证卫生服务机构的持续健康发展为导向。综合评价指标体系的构建原则包括以下方面。

1. 系统性

综合评价体系是一种评价工具,通过对指定中医药服务种类或技术进行系统性地考核和

比较,在符合目标导向的基础上,能基本做出客观、公正和准确的综合评判。必须明确评价指标体系是一个有机的整体,只有完整的评价指标体系才有可能反映评价过程的整体逻辑思路。设计指标体系,筛选评价指标,合理确定每个指标在指标体系中的重要程度,使整个评价指标体系能够突出重点,合理全面地反映评价对象。综合评价体系的目标是引导中医药服务的良性发展,评价过程只是一种手段,为患者提供有效、安全及高质量的中医药服务和技术才是目的。

2. 适用性

综合评价体系是用于中医药服务的综合评价,这就要求所选取的评价指标和建立的评价体系能体现中医药的基本特色。同时,作为一类综合评价体系,必须充分考虑指标内涵的覆盖面和评价数据的可得性,着重体现评价体系的综合性、引导性及其示范作用。

3. 针对性

综合评价体系应着重纳入与中医药等传统医学服务关系密切的评价指标,紧密结合传统医学的自身特点制定明确的评价标准。对指标体系中的每个指标,要能有针对性地客观反映相关方面,确保指标的真实性和科学性。对评价指标体系当中的同级指标,要确保指标之间不重叠、不冲突、不重复,符合指标设计的逻辑思路。同时,将定量与定性指标相结合,并注意纠正现代医学过于强调定量化对传统医学服务评价的负面影响,建立具有传统医学特色的服务评价新模式。

4. 可行性

综合评价体系必须便于操作实施,以期能在最短的时间内达到最好的综合评价效果。筛选和建立指标体系时,在充分考虑政府、服务机构、技术服务提供者和患者的主客观因素基础之上,要尽量避免形成层次复杂的指标群。在指标体系的设计中,要确保指标的含义界定清晰易懂,指标相关数据的来源明确、易于获得。指标本身的计算方法要足够准确且规范,指标评价体系逻辑合理,易于掌握与运用,确保具有较好的可操作性。

5. 兼容性

综合评价体系应考虑我国不同地域中医药服务发展的政策和现状差别、不同级别医疗卫生服务机构的基本情况,以及中医药服务在世界不同地区使用的特点和现实差异。在评价指标的选择上注意指标的综合性、相对性和兼容性,必要时可以根据中医药服务或技术的具体情况增设相应专门性评价指标。

五、中医药服务综合评价指标体系的研究方法

本书的研究是在《世界卫生组织传统医学战略(2014—2023)》为纲领的基础上,通过文献研究和既往中医药统计数据了解我国中医药服务的基本现状,着重发掘探讨如何更加合理、科

学、全面地对当前我国中医药服务工作进行综合评价,在定性和定量分析相结合的基础上建立一套科学规范、切合实际、具有较高信度和效度的中医药服务综合评价指标体系。同时,探讨评价方法、方式和评价模型,为今后的研究提供一些方法学基础和建议,将中国中医药服务评价指标体系的经验和教训与其他国家分享。具体内容包括:① 结合政治经济学原理探讨中医药服务研究的相关理论,回顾分析我国中医药服务的发展现状;② 结合卫生服务与评价的相关理论基础,探讨中医药服务综合评价指标体系构建的目标、原则和确定依据;③ 通过专家征询和数理统计,探索建立中医药服务综合评价指标体系,同时对指标体系信度和效度进行检验。

本书研究涉及中医学、公共卫生、统计学、管理学、社会学和系统科学等多个学科领域,采取定性研究和定量研究相结合的研究方法,主要包括文献研究、专家征询和数理统计。

1. 文献研究

通过数据库、互联网等系统查阅收集相关研究资料,探讨中医药服务研究的理论基础,了解我国中医药服务的发展现状及国内外开展卫生服务评价有关的评价方法和评价指标,为研究拓宽思路,同时也为本研究提供理论和方法学依据。在此基础上,对中医药服务领域相关指标进行全面梳理,拟定中医药服务综合评价的指标框架,形成初步的评价指标体系。

2. 专家征询

采用德尔菲法对指标进行筛选。选择中医基础、中医临床、公共卫生、卫生行政等领域专家,采用书面形式进行两轮德尔菲法专家征询,请专家对指标进行筛选,征求专家对指标重要性、可操作性、敏感性和真实性等方面的意见并进行评分,进一步选择和调整评价指标体系。

3. 数理统计

根据专家的赋分值,采用层次分析法,计算各项指标的权重值;采用计算专家一致性、克朗巴赫 α 系数等,检验评价指标体系的信度;采用确定性因子分析法,检验评价指标体系的结构效度;采用加权综合指数法,建立中医药服务综合评价模型。

六、中医药服务综合评价指标的确定

(一) 综合评价指标的选取依据

评价指标是评价体系的核心内容,拟定评价指标的重心不在于追求指标数量,而应在对中医药服务综合评价领域相关指标进行全面梳理的基础上,使拟定的指标能在评价过程中充分体现其作用。指标的选取应符合以下原则:① 每一级别的各项指标需内涵清晰,相互不重叠,不存在因果关系;② 选取的指标应能较好地反映中医药服务某个种类或某项技术的特性,各项指标具有代表性,指标间具有明显的差异性和可比性;③ 选取的指标应具有可行性,符合中医药服务实际发展水平,数据来源稳定可靠、便于统计。

不同的评价指标体系,在指标数量和侧重点方面有很大的差异。如 2016 年上海市组织修订的《上海市中医医院中医药服务综合评价指标体系(2016 版)》设立了 23 个三级指标,此评价体系的目的在于加强上海市中医医院的管理,公正客观地评价中医医院的中医办院方向和中医药特色;贾莹等通过社区中医药服务能力评价指标体系研究,以人员、技术、服务、管理 4 个方面为支撑,构建了社区中医药服务能力评价指标体系,此评价体系的目的在于全方位地评估社区中医药服务能力的高低及作用大小。

本书构建的中医药服务综合评价指标体系,旨在对中医药服务领域的某个种类或某项技术进行系统性、综合性的评价,这就要求在拟定评价指标时,必须充分考虑各种可评价的要素,寻找能普遍反映中医药服务状况,并具有代表性的指标。指标的拟定要符合科学性和有效性,要能确实反映中医药服务领域的某个种类或某项技术的状况,同时也要保证根据指标收集的数据能用科学的方法进行处理。

(二) 综合评价指标的分类依据

中医药服务涉及面非常广泛,中医药服务的某个种类或某项技术也是不断发展的,但也保持相对的稳定性。在文献查阅的基础上,结合中医药服务的特点,并遵循中医药服务综合评价指标体系构建的目标与原则,以及评价指标的选取依据,将综合评价指标分为 5 类,分别为技术性指标、安全性指标、有效性指标、经济性指标和社会适宜性指标,形成综合评价指标体系的 5 个一级指标。

1. 技术性指标

反映中医药服务的基本特点与技术性质,主要包括技术成熟度、技术通用性、传承创新性、技术完备性、技术需求性、技术可操作性和综合治疗方法。

技术成熟度:主要反映中医药服务技术的基本发展状况。

技术通用性:主要反映中医药服务技术的临床适用性。

传承创新性:主要反映中医药服务的历史传承和技术革新性。

技术完备性:主要反映中医药服务的技术规范性。

技术需求性:主要反映中医药服务开展的效应情况。

技术可操作性:主要反映中医药服务开展的可行性情况。

综合治疗方法:主要反映中医药服务与现代医学的整合情况。

2. 安全性指标

反映中医药服务的开展是否对从业人员与患者的健康发生意外损害及其程度测量,主要包括不良反应率和不良反应强度。

不良反应率:主要反映中医药服务开展对人体健康损害发生的频率。

不良反应强度：主要反映中医药服务开展导致的不良反应轻重情况。

3. 有效性指标

反映中医药服务的开展对于改善患者健康状况的能力，主要包括干预效果和生存质量。

干预效果：主要反映中医药服务对健康状况的改善情况。

生存质量：主要反映中医药服务对患者生活质量的影响情况。

4. 经济性指标

反映中医药服务的开展对于改善患者健康状况的能力，主要包括服务运行成本、从业人员成本和患者成本。

服务运行成本：主要反映服务机构开展中医药服务的经济成本情况。

从业人员成本：主要反映从业人员开展中医药服务的成本情况。

患者成本：主要反映患者接受中医药服务的成本情况。

5. 社会适宜性指标

反映中医药服务开展的社会伦理影响，主要包括政府接纳度、服务机构接纳度、从业人员接纳度、患者接纳度和社会伦理接纳度。

政府接纳度：主要反映政府对开展中医药服务的接纳情况。

服务机构接纳度：主要反映服务机构对开展中医药服务的接纳情况。

从业人员接纳度：主要反映从业人员对开展中医药服务的接纳情况。

患者接纳度：主要反映患者对开展中医药服务的接纳情况。

社会伦理接纳度：主要反映社会伦理对开展中医药服务的接纳情况。

（三）综合评价指标的初步拟定

按照科学性、适用性、针对性、可行性和兼容性的构建原则，初步拟定包含5个一级指标、19个二级指标、79个三级指标在内的第一轮综合评价指标体系，将中医药服务的技术性、安全性、有效性、经济性和社会适宜性这5个具有代表性的方面作为一级评价指标纳入评价范围，在此基础上建立中医药服务综合评价的二、三级指标体系。如表3－1和表3－2所示。

表3－1　初步拟定的一级和二级指标

一　级　指　标	二　级　指　标
A 技术性指标	A1 技术成熟度 A2 技术通用性 A3 传承创新性 A4 技术完备性 A5 技术需求性 A6 技术可操作性 A7 综合治疗方法

一　级　指　标	二　级　指　标
B 安全性指标	B1 不良反应率 B2 不良反应强度
C 有效性指标	C1 干预效果 C2 生存质量
D 经济性指标	D1 服务运行成本 D2 从业人员成本 D3 患者成本
E 社会适宜性指标	E1 政府接纳度 E2 服务机构接纳度 E3 从业人员接纳度 E4 患者接纳度 E5 社会伦理接纳度

表 3 - 2　初步拟定的二级和三级指标

二　级　指　标	三　级　指　标
A1 技术成熟度	A11 服务技术应用的历史长度 A12 服务技术应用的地域范围 A13 服务技术的从业人员数量 A14 服务技术的年诊疗例数
A2 技术通用性	A21 临床常见病的使用率 A22 临床多发病的使用率 A23 临床慢性病的使用率 A24 临床急性病的使用率 A25 服务技术推广应用率
A3 传承创新性	A31 中医药理论为核心的古方、古法临床验证 A32 传统服务方式的技术改良和革新
A4 技术完备性	A41 建立服务技术的临床路径 A42 建立服务技术实施的流程标准 A43 建立服务技术实施的质量控制标准
A5 技术需求性	A51 促进和改善卫生服务水平的有效程度 A52 减少政府医疗经费开支的有效程度 A53 降低患者经济成本的有效程度 A54 缩短患者治疗周期的有效程度 A55 减轻患者治疗痛苦的有效程度
A6 技术可操作性	A61 服务技术开展的难易程度 A62 服务技术开展对外部环境的要求 A63 服务技术开展对医疗设备的要求 A64 服务技术开展对中医药产品和(或)工具的要求 A65 服务技术开展对辅助检查的要求 A66 服务技术开展对从业人员的资质要求

二 级 指 标	三 级 指 标
A7 综合治疗方法	A71 中医药药物治疗方式和非药物治疗方式的比例 A72 中药饮片处方的使用需求 A73 中成药处方的使用需求 A74 外用中药处方的使用需求
B1 不良反应率	B11 对从业人员健康损害的发生率 B12 对患者健康损害的发生率
B2 不良反应强度	B21 不良反应发生率 B22 患者致残率 B23 患者致死率
C1 干预效果	C11 治愈率 C12 好转率 C13 无效率 C14 并发症率 C15 慢性疾病控制率 C16 死亡控制率
C2 生存质量	C21 精神愉悦度 C22 生活自理能力 C23 情绪管理能力 C24 社会活动能力
D1 服务运行成本	D11 卫生材料成本 D12 低值易耗品成本 D13 管理成本 D14 人员成本
D2 从业人员成本	D21 基本掌握服务技术的时间成本 D22 熟练掌握服务技术的时间成本 D23 掌握服务技术的基本经济成本 D24 开展服务技术的时间成本
D3 患者成本	D31 接受中医药服务技术的经济成本 D32 接受中医药服务技术是否有效降低总经济成本 D33 接受中医药服务技术是否有效降低长期经济成本 D34 接受中医药服务技术的时间成本 D35 接受中医药服务技术是否有效降低总时间成本 D36 接受中医药服务技术是否有效降低长期时间成本
E1 政府接纳度	E11 政府是否对开展中医药服务技术制订相关政策 E12 政府是否对开展中医药服务技术进行经费投入 E13 政府是否对开展中医药服务技术制订相关法律法规 E14 中医药服务技术是否纳入国家公共医疗保险体系
E2 服务机构接纳度	E21 服务机构开展中医药服务技术能否改进总体服务质量 E22 服务机构开展中医药服务技术能否提升总体技术水平 E23 服务机构开展中医药服务技术能否提高总体工作效率 E24 服务机构开展中医药服务技术能否改善患者总体满意度 E25 服务机构开展中医药服务技术能否降低机构经济和(或)人员成本

二级指标	三级指标
E3 从业人员接纳度	E31 从业人员对服务技术开展的支持度 E32 从业人员对服务技术开展的满意度
E4 患者接纳度	E41 患者对服务技术的知晓度 E42 患者对服务技术开展的认同度 E43 患者对服务技术开展的主动参与度 E44 患者对服务技术开展的满意度 E45 患者是否会介绍他人使用该服务技术
E5 社会伦理接纳度	E51 服务技术的开展是否挑战社会主流价值和社会秩序 E52 服务技术的开展是否与社会相关法律法规相冲突 E53 服务技术的开展是否与社会宗教、文化相冲突 E54 服务技术的开展是否会产生伦理问题 E55 服务技术的开展是否会影响当地卫生服务的分布

（四）综合评价指标的筛选

本书研究采用德尔菲法对指标进行筛选，选择中医基础、中医临床、公共卫生、卫生行政等领域专家，采用书面形式进行两轮德尔菲法专家征询，请专家对指标进行筛选。

1. 德尔菲法专家征询

德尔菲法（Delphi）是由美国兰德公司（Rand Corporation）提出的一种向专家进行函询的调查法。该方法是专家会议预测法的一种发展，其核心是由主持机构以书面的形式征询各专家的意见，匿名反复多次汇总整理与征询，依据多个专家的知识、经验、综合分析能力和个人价值观对指标体系进行分析、判断，如此经过反复论证，意见逐步趋于一致，得到一个比较一致而且可靠性较大的结论或方案，并主观赋权值的一种多次调查方法。经过多年的发展应用，德尔菲法的方法日趋成熟。作为一种主观、定性的方法，德尔菲法不仅可用于预测领域，而且可广泛用于各种评价指标体系的建立和具体指标的确定过程。

2. 专家人数的确定

采用专家征询的方式对综合评价指标进行筛选，理想的状态是既能保证征询结果具有较高的可信度和权威性，又能控制专家人数规模、减小统计工作量。专家人数应视研究内容的规模而定，如果选择的专家人数太少，就限制了研究的代表性；而选择的专家人数过多，难以保障组织实施，数据处理比较复杂繁琐。根据统计理论，在随机抽样条件下，抽样平均标准差与总体标准差满足：

$$\frac{\overline{\partial}}{\partial} = \sqrt{\frac{1}{m}}$$

其中，m 代表专家人数，其曲线如图 3-1 所示。

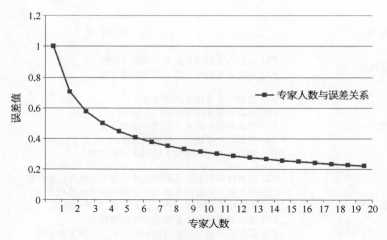

图 3-1 专家人数与误差关系曲线图

由图 3-1 可见,征询专家的人数越多,征询结果的误差越小。同时,随着征询专家人数的增多,征询结果的误差下降幅度逐渐减小。在本研究指标体系的建立与权重分配过程中,涉及中医基础、中医临床、公共卫生、卫生行政等领域专家,根据卫生服务评价相关文献报道,专家人数以 1~50 人为宜,为了达到比较满意的结果,同时兼顾统计工作量,本研究选取 40 名专家进行征询。

3. 征询人员的基本情况

Brown. B 指出,选择专家是德尔菲法预测成败的关键。德尔菲法拟选的专家,应该是其专业领域和个人经历与研究问题相关的人,并通过有目的的程序进行筛选。征询专家的专业、职称等,可以从侧面反映征询结果的可靠程度。本研究按专家选择程序遴选了 40 名专家,都具有中级专业技术职称及以上职称,具有 5 年以上中医药领域的工作经历,主要包括中医临床一线工作者、中医基础专家、中医药行政管理者和公共卫生研究领域专家,如表 3-3 所示。

表 3-3 征询专家基本情况

分 类	基 本 项 目	专家人数百分比(%)
行业领域	中医临床	52.50
	中医基础	12.50
	卫生行政	22.50
	公共卫生	12.50
从事专业	中医药专业	82.50
	卫生行政管理	17.50
技术职称	高级职称	27.50
	副高级职称	47.50
	中级职称	25.00

分 类	基 本 项 目	专家人数百分比(%)
工作年限	30 年以上	27.50
	20～29 年	32.50
	10～19 年	25.00
	0～9 年	15.00

本研究采用问卷的形式进行两轮德尔菲法专家征询。第一轮征询向专家提供根据中医药服务综合评价指标体系构建的目标与原则,以及评价指标的选取依据,初步拟定的评价指标体系,请专家对每个指标的重要性、可操作性等进行评判打分,提出修改意见。回收第一轮征询问卷后,经汇总分析,根据统计结果和专家提出的意见,制定第二轮专家征询问卷,请各位专家对指标再次进行评分。回收第二轮征询问卷后,再次进行统计分析,专家意见趋于一致且较为可靠,从而确立中医药服务综合评价指标体系。

同时,综合评价指标体系兼顾中医药服务对象的利益,鉴于部分指标以患者评价方式进行,因此问卷的征询过程也纳入了中医药服务的对象。本研究设定专家人数与中医药服务对象数以 1∶2 的比例进行调研,因此设定中医药服务对象的咨询问卷数为 80 份,主要对象为中医医院和中医诊所患者,如表 3-4 所示。

表 3-4 调研中医药服务对象的基本情况

对 象 来 源	人数百分比(%)
三级中医医院	48.75
二级中医医院	13.75
社区卫生服务中心	17.50
中医门诊部	20.00

4. 专家征询的可靠性

（1）专家积极系数

专家积极系数即征询问卷的回收率,通常使用征询问卷的回收率来度量专家的积极系数,以反映征询专家对该研究项目的积极程度,回收率＝(收回征询问卷份数/发出征询问卷份数)×100%。两轮专家征询的积极系数如表 3-5 所示。

从表 3-5 可以看出,第一轮发放专家征询问卷 40 份,回收 40 份,回收率为 100%,第二轮发放专家征询问卷 40 份,回收 37 份,回收率为 92.5%。两轮专家征询回收率均较高,说明征询专家对本项目的研究内容比较关心,积极度较大。

表3-5 专家积极系数

轮 次	发出征询问卷数	回收征询问卷数	回收率(%)
第一轮	40	40	100.00
第二轮	40	37	92.50

(2)专家权威程度

任何一名专家都不可能对征询的每一个问题都是权威,而专家的权威程度对评价的可靠性有相当大的影响。因此,对评价结果进行处理时,常常需要考虑专家对某一问题的权威程度。专家的权威程度一般由两个因素决定,一是专家对方案做出判断的依据,二是专家对问题的熟悉程度。

判断依据为理论分析、实践经验、国内外同行的了解和直觉。用 Ca 表示判断影响程度系数,$Ca \leqslant 1$。$Ca = 1$,表示判断依据对专家的影响程度很大;$Ca = 0.8$,表示判断依据对专家判断的影响程度中等;$Ca = 0.6$,表示判断依据对专家判断的影响程度较小。判断依据和熟悉程度的量化值如表3-6和表3-7所示。

表3-6 专家判断依据量化表

判 断 依 据	专家判断影响程度		
	大	中	小
理论分析	0.3	0.2	0.1
实践经验	0.5	0.4	0.3
国内外同行的了解	0.1	0.1	0.1
直觉	0.1	0.1	0.1

表3-7 专家熟悉程度量化表

熟悉程度	系数 Cs
很熟悉	0.9
熟悉	0.7
较熟悉	0.5
一般	0.3
较不熟悉	0.1
很不熟悉	0.0

专家权威程度等于专家判断影响程度系数之和与熟悉程度系数的算术平均值,其计算公式为:

$$Cr = \frac{Ca + Cs}{2}$$

其中,Cr 代表专家权威程度,Ca 代表专家判断影响程度系数,Cs 代表专家熟悉程度系数。对一级评价指标计算专家权威程度系数,结果如表 3-8 所示。

表 3-8　专家权威程度结果

指 标 分 类	判断系数(Ca)	熟悉程度系数(Cs)	权威程度系数(Cr)
技术性指标	0.92	0.91	0.92
安全性指标	0.89	0.92	0.91
有效性指标	0.93	0.90	0.92
经济性指标	0.85	0.89	0.87
社会适宜性指标	0.89	0.83	0.86

由表 3-8 可以看出,5 个一级指标的判断系数在 0.85~0.93,熟悉程度系数在 0.83~0.92,专家权威程度系数的平均值均在 0.8 以上,说明征询专家对于本研究的权威程度较高。

（3）专家协调程度

专家意见的协调程度作为判断专家对每项指标的评价是否存在较大分歧,或者找出高度协调专家组和持异端意见的专家,同时也是专家征询结果可信度的指标。专家意见的协调程度可以用变异系数(V_j)和协调系数(W)表示。

变异系数

表明 m 个专家对第 j 个指标的协调程度,变异系数越小,表明专家的协调程度越高。协调系数表示全部 m 个专家对全部 n 个指标的协调程度,数值介于 0~1。协调系数越大,说明专家意见协调程度越高。计算公式为:

$$V_j = \frac{\sigma_j}{M_j}$$

其中,σ_j 表示 j 指标的标准差,M_j 表示 j 指标的均数。

$$\sigma_j = \sqrt{\frac{1}{m_j - 1} \sum_{i=1}^{m_j} (C_{ij} - M_j)^2}$$

其中,m_j 表示参加对于 j 指标评价的专家数,C_{ij} 表示 i 专家对 j 指标的评分值。

协调系数

1）计算专家对 j 指标的等级和

按照专家对各指标的评价等级递减排队，每个指标赋予相应的秩次，对 j 指标评价的专家分别给出秩次求和就是 j 指标的等级和。

$$S_j = \sum_{i=1}^{m_j} R_{ij}$$

其中，S_j 表示 j 指标的等级和，R_{ij} 表示 i 专家对 j 指标的评价等级。S_j 越大，则该指标越重要。

2）计算等级算术平均值

$$M_{sj} = \frac{1}{n} \sum_{j=1}^{n} S_j$$

其中，M_{sj} 表示全部指标评价等级的算术平均值。

3）计算指标等级和的离均差平方和

$$d_j = S_j - M_{sj}$$

其中，d_j 表示 j 指标的离均差。

$$\sum_{j=1}^{n} dj^2 = \sum_{j=1}^{n} (S_j - M_{sj})^2$$

其中，$\sum_{j=1}^{n} dj^2$ 表示全部 n 个指标等级和的离均差平方和。

4）计算协调系数

$$W = \frac{12}{m^2(n^3 - n)} \sum_{j=1}^{n} dj^2$$

其中，W 表示所有 m 个专家对全部 n 个指标的协调系数，m 表示专家总数，n 表示指标总数。

当有相同等级时，上述公式的分母需要减去修正系数 T_i，此时协调系数 W 的计算公式为：

$$W = \frac{12}{m^2(n^3 - n) - m \sum_{i=1}^{m} T_i} \sum_{j=1}^{n} dj^2$$

其中，T_i 表示相同等级指标。

$$T_i = \sum_{i=1}^{L} (t_i^3 - t_i)$$

其中，L 表示 i 专家在评价中相同的评价组数，t_i 表示在 L 组中相同等级数。

5）协调程度的显著性检验

$$\chi_R^2 = \frac{1}{mn(n+1) - \dfrac{1}{n-1}\sum_{i=1}^{m} T_i} \sum_{j=1}^{n} dj^2 \qquad \text{d.f.} = n - 1$$

根据自由度 d.f. 和显著性水平 α，计算得出 χ^2 值。如果 $\chi_R^2 > \chi^2$，则可以认为协调系数经 χ^2 检验后有显著性，说明专家评估意见的协调性好，结果可信。反之，如果 χ_R^2 的值很小，则认为专家评估意见的可靠性差，结果不可取。本研究专家征询的协调程度如表 3-9～表 3-12 所示。

表 3-9　专家协调程度——指标重要性

指标分类	重要性					
	第一轮专家征询			第二轮专家征询		
	W	χ^2	p	W	χ^2	p
技术性指标	0.58	17.28	0.22	0.44	18.26	0.16
安全性指标	0.44	18.47	0.03	0.61	37.39	0.02
有效性指标	0.56	11.31	0.41	0.34	22.11	0.13
经济性指标	0.71	19.96	0.01	0.66	46.67	0.01
社会适宜性指标	0.64	18.55	0.16	0.73	31.58	0.06

表 3-10　专家协调程度——指标可操作性

指标分类	可操作性					
	第一轮专家征询			第二轮专家征询		
	W	χ^2	p	W	χ^2	p
技术性指标	0.66	16.32	0.17	0.37	19.33	0.16
安全性指标	0.31	17.51	0.26	0.46	26.37	0.13
有效性指标	0.49	10.25	0.37	0.29	29.36	0.11
经济性指标	0.87	20.38	0.09	0.71	41.52	0.01
社会适宜性指标	0.54	21.67	0.04	0.63	33.47	0.03

表 3 - 11　专家协调程度——指标敏感性

指标分类	敏感性					
	第一轮专家征询			第二轮专家征询		
	W	χ^2	p	W	χ^2	p
技术性指标	0.83	14.37	0.47	0.74	33.47	0.01
安全性指标	0.36	19.58	0.16	0.53	47.81	0.01
有效性指标	0.41	17.92	0.33	0.42	22.36	0.13
经济性指标	0.52	21.38	0.11	0.74	29.14	0.03
社会适宜性指标	0.63	19.74	0.16	0.65	20.31	0.15

表 3 - 12　专家协调程度——指标真实性

指标分类	真实性					
	第一轮专家征询			第二轮专家征询		
	W	χ^2	p	W	χ^2	p
技术性指标	0.84	17.26	0.22	0.28	26.37	0.09
安全性指标	0.71	19.33	0.26	0.53	33.51	0.01
有效性指标	0.36	18.61	0.14	0.48	29.16	0.01
经济性指标	0.58	15.37	0.37	0.94	21.88	0.01
社会适宜性指标	0.47	19.52	0.28	0.47	27.41	0.12

由表 3 - 9～表 3 - 12 可以看出，本研究经过两轮专家征询，在第二轮专家征询过程中，专家对于评价指标的重要性、可操作性、敏感性和真实性的协调性较好，可信度较高。

5. 第一轮专家征询

（1）征询方法

在初步拟定中医药服务综合评价指标体系框架后，开始第一轮专家征询，向专家提供征询评议表，包含相关背景资料的说明信，请专家针对第一轮征询问卷提出建议。第一轮征询发放专家征询问卷 40 份，回收 40 份，回收率为 100%；发放中医药服务对象问卷 80 份，全部回收，有效问卷总计 120 份。艾尔·巴比指出：一般认为 50% 的回收率是可以用来分析和报告的起码比例，60% 的回收率是好的，70% 就非常好了。本研究的两轮专家征询回收率均在 90% 左右，说明专家的积极系数较高。

第一轮专家征询中，各位专家对指标的分类，指标的重要性、可操作性、敏感性、真实性进行了评议，同时对自身判断依据和熟悉程度进行了自评。专家对每一个指标是否保留、是否增加指标、是否对指标修改提出了意见,对指标重要性、可操作性、敏感性和真实性按最不重要(赋分为 1)到最重要(赋分为 10)分别评分,对一级指标的判断依据和熟悉程度按最低(赋分为 1)到最高(赋分为 5)分别评分。回收评议表后,统计每个指标的重要性、可操作性和变异系数。

(2)征询结果

表 3 - 13　一级指标第一轮专家征询结果

指 标 名 称	重 要 性		可 操 作 性	
	均　分	变异系数	均　分	变异系数
技术性指标	8.85	0.06	8.93	0.03
安全性指标	9.77	0.06	9.52	0.04
有效性指标	9.35	0.04	9.10	0.02
经济性指标	8.35	0.05	8.10	0.03
社会适宜性指标	7.77	0.07	7.85	0.11

表 3 - 14　二级指标第一轮专家征询结果

指 标 名 称	重 要 性		可 操 作 性	
	均　分	变异系数	均　分	变异系数
技术成熟度	8.85	0.07	8.43	0.04
技术通用性	8.43	0.05	8.18	0.03
传承创新性	8.35	0.14	7.60	0.06
技术完备性	8.52	0.07	8.60	0.05
技术需求性	7.93	0.03	7.85	0.04
技术可操作性	8.68	0.06	8.43	0.05
综合治疗方法	7.85	0.08	7.60	0.06
不良反应率	8.77	0.06	8.02	0.06
不良反应强度	8.93	0.08	8.52	0.05
干预效果	9.35	0.04	8.77	0.08
生存质量	8.60	0.05	8.52	0.05
服务运行成本	8.35	0.04	8.43	0.10
从业人员成本	8.18	0.03	8.27	0.07
患者成本	8.35	0.04	8.10	0.04
政府接纳度	7.43	0.06	7.68	0.08
服务机构接纳度	7.93	0.09	7.52	0.05
从业人员接纳度	8.77	0.13	8.02	0.05
患者接纳度	8.77	0.13	7.52	0.07
社会伦理接纳度	8.10	0.12	7.68	0.08

表 3-15 三级指标第一轮专家征询结果

指 标 名 称	重 要 性		可 操 作 性	
	均 分	变异系数	均 分	变异系数
服务技术应用的历史长度	7.27	0.05	7.02	0.05
服务技术应用的地域范围	7.27	0.05	7.02	0.05
服务技术的从业人员数量	8.27	0.04	8.18	0.08
服务技术的年诊疗例数	8.02	0.11	7.77	0.10
临床常见病的使用率	8.43	0.05	7.85	0.09
临床多发病的使用率	8.60	0.05	8.35	0.02
临床慢性病的使用率	8.27	0.05	7.68	0.09
临床急性病的使用率	8.10	0.08	7.85	0.09
服务技术推广应用率	8.10	0.02	8.02	0.05
中医药理论为核心的古方、古法临床验证	7.68	0.09	7.43	0.08
传统服务方式的技术改良和革新	8.52	0.05	8.10	0.03
建立服务技术的临床路径	8.43	0.05	8.18	0.03
建立服务技术实施的流程标准	8.43	0.05	8.18	0.03
建立服务技术实施的质量控制标准	8.43	0.05	8.35	0.02
促进和改善卫生服务水平的有效程度	7.77	0.06	7.52	0.07
减少政府医疗经费开支的有效程度	8.27	0.05	7.68	0.09
降低患者经济成本的有效程度	8.10	0.06	8.02	0.04
缩短患者治疗周期的有效程度	8.18	0.10	7.60	0.13
减轻患者治疗痛苦的有效程度	8.85	0.15	7.93	0.10
服务技术开展的难易程度	8.43	0.05	7.85	0.06
服务技术开展对外部环境的要求	8.02	0.07	7.43	0.10
服务技术开展对医疗设备的要求	8.02	0.07	7.43	0.10
服务技术开展对中医药产品和(或)工具的要求	7.93	0.09	8.18	0.05
服务技术开展对辅助检查的要求	7.35	0.08	7.43	0.08
服务技术开展对从业人员的资质要求	8.35	0.07	8.10	0.06
中医药药物治疗方式和非药物治疗方式的比例	7.93	0.09	7.68	0.09
中药饮片处方的使用需求	7.85	0.07	7.60	0.07
中成药处方的使用需求	7.52	0.08	7.60	0.06
外用中药处方的使用需求	7.43	0.06	7.18	0.04
对从业人员健康损害的发生率	8.93	0.12	8.68	0.12
对患者健康损害的发生率	8.93	0.12	8.68	0.12
不良反应发生率	8.93	0.12	8.68	0.12
患者致残率	8.93	0.12	8.68	0.12
患者致死率	8.93	0.12	8.68	0.12
治愈率	8.93	0.12	8.68	0.12
好转率	8.27	0.05	7.85	0.06
无效率	8.27	0.05	7.68	0.09
并发症率	8.27	0.05	7.68	0.09
慢性疾病控制率	8.27	0.05	8.02	0.04
死亡控制率	8.60	0.07	8.02	0.04

续 表

指 标 名 称	重 要 性		可 操 作 性	
	均 分	变异系数	均 分	变异系数
精神愉悦度	8.52	0.07	7.93	0.03
生活自理能力	8.52	0.07	7.93	0.03
情绪管理能力	8.52	0.07	8.27	0.07
社会活动能力	8.52	0.07	8.27	0.07
卫生材料成本	8.35	0.04	8.27	0.07
低值易耗品成本	8.10	0.02	8.18	0.08
管理成本	7.77	0.07	7.85	0.11
人员成本	8.10	0.02	8.02	0.05
基本掌握服务技术的时间成本	8.27	0.05	8.02	0.04
熟练掌握服务技术的时间成本	8.27	0.05	8.02	0.04
掌握服务技术的基本经济成本	8.27	0.05	8.02	0.04
开展服务技术的时间成本	8.27	0.05	8.02	0.04
接受中医药服务技术的经济成本	8.43	0.05	7.68	0.09
接受中医药服务技术是否有效降低总经济成本	8.27	0.05	7.68	0.09
接受中医药服务技术是否有效降低长期经济成本	8.27	0.05	7.68	0.09
接受中医药服务技术的时间成本	8.27	0.05	7.68	0.09
接受中医药服务技术是否有效降低总时间成本	8.27	0.05	7.68	0.09
接受中医药服务技术是否有效降低长期时间成本	8.27	0.05	7.68	0.09
政府是否对开展中医药服务技术制订相关政策	7.77	0.07	7.52	0.05
政府是否对开展中医药服务技术进行经费投入	8.27	0.05	8.02	0.04
政府是否对开展中医药服务技术制订相关法律法规	7.93	0.13	7.35	0.08
中医药服务技术是否纳入国家公共医疗保险体系	7.93	0.13	7.35	0.08
服务机构开展中医药服务技术能否改进总体服务质量	8.60	0.07	8.02	0.04
服务机构开展中医药服务技术能否提升总体技术水平	8.77	0.09	8.35	0.07
服务机构开展中医药服务技术能否提高总体工作效率	8.77	0.09	8.35	0.07
服务机构开展中医药服务技术能否改善患者总体满意度	8.93	0.12	8.35	0.07
服务机构开展中医药服务技术能否降低机构经济和(或)人员成本	8.93	0.12	8.02	0.04
从业人员对服务技术开展的支持度	8.60	0.07	8.02	0.04
从业人员对服务技术开展的满意度	8.60	0.07	7.68	0.09
患者对服务技术的知晓度	8.18	0.03	7.60	0.07
患者对服务技术开展的认同度	8.52	0.07	8.27	0.07
患者对服务技术开展的主动参与度	8.52	0.07	8.27	0.07
患者对服务技术开展的满意度	8.52	0.07	7.93	0.03
患者是否会介绍他人使用该服务技术	7.93	0.06	8.02	0.12
服务技术的开展是否挑战社会主流价值和社会秩序	7.60	0.07	8.02	0.12
服务技术的开展是否与社会相关法律法规相冲突	8.10	0.08	8.02	0.12
服务技术的开展是否与社会宗教、文化相冲突	8.10	0.08	7.68	0.08
服务技术的开展是否会产生伦理问题	8.10	0.08	7.35	0.09
服务技术的开展是否会影响当地卫生服务的分布	8.10	0.08	7.35	0.09

均分是所有专家对于每项指标赋分的算术平均数,均分值越大,说明专家认为对应指标的重要性、可操作性越高。本研究的专家评议表中重要性、可操作性由低到高赋值为 1~10 分。变异系数表示专家意见对于某个指标相对重要性、相对可操作性的波动程度,或者说是协调程度。变异系数越小,说明专家们对该指标意见的波动程度越小。

由表 3-13~表 3-15 可以看出,重要性均分最低 7.27、最高 9.77,可操作性均分最低 7.02、最高 9.52。每项指标的重要性和可操作性均分均在 7 分以上,说明专家普遍认为各项指标的重要性和可操作性程度较高。同时,每项指标重要性和可操作性均分的变异系数均在 0.15 以下,说明专家们评分的波动程度较小,一致性较高。

在第一轮专家征询过程中,除邀请专家对各项指标进行赋分外,还请专家对于指标增加、删除和修改提出意见和建议。表 3-16 和表 3-17 列出了第一轮专家征询后,指标的删除和修改情况,专家未增加新的指标。在指标删除方面,删除了第三级指标中的服务技术开展的难易程度、服务技术开展对医疗设备的要求、服务技术开展对辅助检查的要求、不良反应发生率和卫生材料成本。在指标修改方面,专家对部分第三级指标的指标名称进行了修改,简化了用语模式。

表 3-16 第一轮专家征询指标删除情况

指 标 名 称	删 除 理 由
服务技术开展的难易程度	指标内涵过于宽泛
服务技术开展对医疗设备的要求	可不列入中医药服务评价的考核范围
服务技术开展对辅助检查的要求	可不列入中医药服务评价的考核范围
不良反应发生率	指标内涵有重复
卫生材料成本	指标内涵有重复

表 3-17 第一轮专家征询指标修改情况

原 指 标 名 称	修改后指标名称
服务技术的年诊疗例数 中医药理论为核心的古方、古法临床验证	服务技术的年诊疗数量 古方古法临床验证
低值易耗品成本	易耗品成本
接受中医药服务技术的经济成本 接受中医药服务技术是否有效降低总经济成本 接受中医药服务技术是否有效降低长期经济成本 接受中医药服务技术的时间成本 接受中医药服务技术是否有效降低总时间成本 接受中医药服务技术是否有效降低长期时间成本	患者总经济成本 是否有效降低患者总经济成本 是否有效降低患者长期经济成本 患者总时间成本 是否有效降低患者总时间成本 是否有效降低患者长期时间成本

原 指 标 名 称	修改后指标名称
服务机构开展中医药服务技术能否改进总体服务质量	能否改进服务机构总体服务质量
服务机构开展中医药服务技术能否提升总体技术水平	能否提升服务机构总体技术水平
服务机构开展中医药服务技术能否提高总体工作效率	能否提高服务机构总体工作效率
服务机构开展中医药服务技术能否改善患者总体满意度	能否改善患者总体满意度
服务机构开展中医药服务技术能否降低机构经济和(或)人员成本	能否降低服务机构经济和(或)人员成本
服务技术的开展是否挑战社会主流价值和社会秩序	是否挑战社会主流价值和社会秩序
服务技术的开展是否与社会相关法律法规相冲突	是否与社会相关法律法规相冲突
服务技术的开展是否与社会宗教、文化相冲突	是否与社会宗教、文化相冲突
服务技术的开展是否会产生伦理问题	是否会产生伦理问题
服务技术的开展是否会影响当地卫生服务的分布	是否会影响当地卫生服务的分布

　　修改后的中医药服务综合评价指标体系,包含 5 个一级指标、19 个二级指标和 74 个三级指标,如表 3 - 18 和表 3 - 19 所示。

表 3 - 18　第一轮专家征询后的一级和二级指标

一 级 指 标	二 级 指 标
A 技术性指标	A1 技术成熟度 A2 技术通用性 A3 传承创新性 A4 技术完备性 A5 技术需求性 A6 技术可操作性 A7 综合治疗方法
B 安全性指标	B1 不良反应率 B2 不良反应强度
C 有效性指标	C1 干预效果 C2 生存质量
D 经济性指标	D1 服务运行成本 D2 从业人员成本 D3 患者成本
E 社会适宜性指标	E1 政府接纳度 E2 服务机构接纳度 E3 从业人员接纳度 E4 患者接纳度 E5 社会伦理接纳度

表 3 - 19　第一轮专家征询后的二级和三级指标

二 级 指 标	三 级 指 标
A1 技术成熟度	A11 服务技术应用的历史长度 A12 服务技术应用的地域范围 A13 服务技术的从业人员数量 A14 服务技术的年诊疗数量
A2 技术通用性	A21 临床常见病的使用率 A22 临床多发病的使用率 A23 临床慢性病的使用率 A24 临床急性病的使用率 A25 服务技术推广应用率
A3 传承创新性	A31 古方古法临床验证 A32 传统服务方式的技术改良和革新
A4 技术完备性	A41 建立服务技术的临床路径 A42 建立服务技术实施的流程标准 A43 建立服务技术实施的质量控制标准
A5 技术需求性	A51 促进和改善卫生服务水平的有效程度 A52 减少政府医疗经费开支的有效程度 A53 降低患者经济成本的有效程度 A54 缩短患者治疗周期的有效程度 A55 减轻患者治疗痛苦的有效程度
A6 技术可操作性	A61 服务技术开展对外部环境的要求 A62 服务技术开展对中医药产品和(或)工具的要求 A63 服务技术开展对从业人员的资质要求
A7 综合治疗方法	A71 中医药药物治疗方式和非药物治疗方式的比例 A72 中药饮片处方的使用需求 A73 中成药处方的使用需求 A74 外用中药处方的使用需求
B1 不良反应率	B11 对从业人员健康损害的发生率 B12 对患者健康损害的发生率
B2 不良反应强度	B21 患者致残率 B22 患者致死率
C1 干预效果	C11 治愈率 C12 好转率 C13 无效率 C14 并发症率 C15 慢性疾病控制率 C16 死亡控制率
C2 生存质量	C21 精神愉悦度 C22 生活自理能力 C23 情绪管理能力 C24 社会活动能力

二 级 指 标	三 级 指 标
D1 服务运行成本	D11 易耗品成本 D12 管理成本 D13 人员成本
D2 从业人员成本	D21 基本掌握服务技术的时间成本 D22 熟练掌握服务技术的时间成本 D23 掌握服务技术的基本经济成本 D24 开展服务技术的时间成本
D3 患者成本	D31 患者总经济成本 D32 是否有效降低患者总经济成本 D33 是否有效降低患者长期经济成本 D34 患者总时间成本 D35 是否有效降低患者总时间成本 D36 是否有效降低患者长期时间成本
E1 政府接纳度	E11 政府是否对开展中医药服务技术制订相关政策 E12 政府是否对开展中医药服务技术进行经费投入 E13 政府是否对开展中医药服务技术制订相关法律法规 E14 中医药服务技术是否纳入国家公共医疗保险体系
E2 服务机构接纳度	E21 能否改进总体服务质量 E22 能否提升总体技术水平 E23 能否提高总体工作效率 E24 能否改善患者总体满意度 E25 能否降低机构经济和(或)人员成本
E3 从业人员接纳度	E31 从业人员对服务技术开展的支持度 E32 从业人员对服务技术开展的满意度
E4 患者接纳度	E41 患者对服务技术的知晓度 E42 患者对服务技术开展的认同度 E43 患者对服务技术开展的主动参与度 E44 患者对服务技术开展的满意度 E45 患者是否会介绍他人使用该服务技术
E5 社会伦理接纳度	E51 是否挑战社会主流价值和社会秩序 E52 是否与社会相关法律法规相冲突 E53 是否与社会宗教、文化相冲突 E54 是否会产生伦理问题 E55 是否会影响当地卫生服务的分布

6. 第二轮专家征询

（1）征询方法

结束第一轮专家征询后，对征询结果进行统计分析，向专家提供征询评议表，包含第一轮征询结果，请专家对第一轮征询后形成的指标体系提出建议。第二轮征询发放专家征询问卷40 份，回收 37 份，回收率为 92.5%；发放中医药服务对象问卷 80 份，全部回收；有效问卷总计117 份。

　　第二轮专家征询中,各位专家对指标的分类,是否保留、是否增加指标、是否对指标修改提出了意见,对指标的重要性、可操作性进行了评分。对指标重要性、可操作性按最不重要(赋分为1)到最重要(赋分为10)分别评分。回收评议表后,统计每个指标的重要性、可操作性和变异系数。

　　(2) 征询结果

表 3 - 20　一级指标第二轮专家征询结果

指标名称	重要性		可操作性	
	均　分	变异系数	均　分	变异系数
技术性指标	8.86	0.06	9.18	0.04
安全性指标	9.76	0.04	9.78	0.03
有效性指标	9.46	0.05	9.38	0.03
经济性指标	8.46	0.05	8.38	0.03
社会适宜性指标	7.76	0.05	7.98	0.08

表 3 - 21　二级指标第二轮专家征询结果

指标名称	重要性		可操作性	
	均　分	变异系数	均　分	变异系数
技术成熟度	8.86	0.05	8.88	0.06
技术通用性	8.56	0.06	8.58	0.05
传承创新性	8.16	0.11	7.98	0.06
技术完备性	8.66	0.07	8.98	0.05
技术需求性	7.86	0.03	7.98	0.04
技术可操作性	8.66	0.05	8.58	0.03
综合治疗方法	7.86	0.06	7.98	0.06
不良反应率	8.76	0.04	8.48	0.07
不良反应强度	8.86	0.06	8.78	0.03
干预效果	9.46	0.05	9.18	0.07
生存质量	8.66	0.04	8.78	0.03
服务运行成本	8.16	0.04	8.48	0.08
从业人员成本	8.06	0.03	8.38	0.06
患者成本	8.16	0.04	8.28	0.05
政府接纳度	7.56	0.06	7.88	0.05
服务机构接纳度	7.86	0.06	7.78	0.03
从业人员接纳度	8.36	0.11	8.08	0.05
患者接纳度	8.36	0.11	7.78	0.07
社会伦理接纳度	7.96	0.09	7.88	0.05

表 3 - 22　三级指标第二轮专家征询结果

指标名称	重要性		可操作性	
	均分	变异系数	均分	变异系数
服务技术应用的历史长度	7.16	0.06	7.38	0.08
服务技术应用的地域范围	7.16	0.06	7.38	0.08
服务技术的从业人员数量	8.06	0.03	8.18	0.07
服务技术的年诊疗数量	8.06	0.11	8.38	0.13
临床常见病的使用率	8.56	0.06	8.38	0.10
临床多发病的使用率	8.66	0.04	8.68	0.03
临床慢性病的使用率	8.16	0.05	8.18	0.10
临床急性病的使用率	7.76	0.11	8.18	0.12
服务技术推广应用率	7.96	0.01	8.08	0.05
古方古法临床验证	7.46	0.09	7.78	0.10
传统服务方式的技术改良和革新	8.56	0.04	8.38	0.03
建立服务技术的临床路径	8.56	0.06	8.58	0.05
建立服务技术实施的流程标准	8.56	0.06	8.58	0.05
建立服务技术实施的质量控制标准	8.56	0.06	8.68	0.03
促进和改善卫生服务水平的有效程度	7.76	0.06	7.78	0.07
减少政府医疗经费开支的有效程度	8.16	0.05	8.18	0.10
降低患者经济成本的有效程度	8.06	0.06	8.38	0.07
缩短患者治疗周期的有效程度	7.86	0.13	8.18	0.15
减轻患者治疗痛苦的有效程度	8.26	0.15	8.38	0.14
服务技术开展对外部环境的要求	7.66	0.09	7.78	0.12
服务技术开展对中医药产品和(或)工具的要求	7.96	0.09	8.48	0.06
服务技术开展对从业人员的资质要求	8.26	0.08	8.58	0.10
中医药药物治疗方式和非药物治疗方式的比例	8.16	0.10	7.98	0.08
中药饮片处方的使用需求	7.86	0.07	7.98	0.08
中成药处方的使用需求	7.66	0.08	7.98	0.06
外用中药处方的使用需求	7.56	0.08	7.58	0.05
对从业人员健康损害的发生率	8.76	0.10	8.58	0.10
对患者健康损害的发生率	8.76	0.10	8.58	0.10
患者致残率	8.76	0.10	8.58	0.10
患者致死率	8.76	0.10	8.58	0.10
治愈率	8.76	0.10	8.58	0.10
好转率	8.36	0.06	8.08	0.06
无效率	8.36	0.06	7.98	0.08
并发症率	8.36	0.06	7.98	0.08
慢性疾病控制率	8.36	0.06	8.18	0.05
死亡控制率	8.56	0.06	8.18	0.05

指 标 名 称	重 要 性		可 操 作 性	
	均　分	变异系数	均　分	变异系数
精神愉悦度	8.26	0.06	8.18	0.05
生活自理能力	8.26	0.06	8.18	0.05
情绪管理能力	8.26	0.06	8.38	0.06
社会活动能力	8.26	0.06	8.38	0.06
易耗品成本	7.96	0.01	8.18	0.07
管理成本	7.76	0.05	7.98	0.08
人员成本	7.96	0.01	8.08	0.05
基本掌握服务技术的时间成本	8.16	0.05	8.38	0.07
熟练掌握服务技术的时间成本	8.16	0.05	8.38	0.07
掌握服务技术的基本经济成本	8.16	0.05	8.38	0.07
开展服务技术的时间成本	8.16	0.05	8.38	0.07
患者总经济成本	8.46	0.05	7.98	0.08
是否有效降低患者总经济成本	8.36	0.06	7.98	0.08
是否有效降低患者长期经济成本	8.36	0.06	7.98	0.08
患者总时间成本	8.36	0.06	7.98	0.08
是否有效降低患者总时间成本	8.36	0.06	7.98	0.08
是否有效降低患者长期时间成本	8.36	0.06	7.98	0.08
政府是否对开展中医药服务技术制订相关政策	7.76	0.05	7.78	0.03
政府是否对开展中医药服务技术进行经费投入	8.36	0.06	8.18	0.05
政府是否对开展中医药服务技术制订相关法律法规	7.56	0.12	7.58	0.08
中医药服务技术是否纳入国家公共医疗保险体系	7.56	0.12	7.58	0.08
能否改进总体服务质量	8.56	0.06	8.18	0.05
能否提升总体技术水平	8.66	0.08	8.38	0.06
能否提高总体工作效率	8.66	0.08	8.38	0.06
能否改善患者总体满意度	8.76	0.10	8.38	0.06
能否降低机构经济和(或)人员成本	8.76	0.10	8.18	0.05
从业人员对服务技术开展的支持度	8.56	0.06	8.18	0.05
从业人员对服务技术开展的满意度	8.56	0.06	7.98	0.08
患者对服务技术的知晓度	8.06	0.03	7.98	0.08
患者对服务技术开展的认同度	8.26	0.06	8.38	0.06
患者对服务技术开展的主动参与度	8.26	0.06	8.38	0.06
患者对服务技术开展的满意度	8.26	0.06	8.18	0.05
患者是否会介绍他人使用该服务技术	7.56	0.08	7.98	0.11
是否挑战社会主流价值和社会秩序	7.36	0.08	7.98	0.11
是否与社会相关法律法规相冲突	7.66	0.10	7.98	0.11
是否与社会宗教、文化相冲突	7.66	0.10	7.78	0.09
是否会产生伦理问题	7.66	0.10	7.58	0.10
是否会影响当地卫生服务的分布	7.66	0.10	7.58	0.10

在第二轮专家征询时,将第一轮专家征询结果中重要性和可操作性的均分和变异系数反馈给了各位专家,参加第二轮征询的专家均参与过第一轮征询。由表3-20~表3-22可以看出,重要性均分最低7.16、最高9.76,可操作性均分最低7.38、最高9.78。每项指标的重要性和可操作性均分均在7分以上,说明专家普遍认为修改后的各项指标的重要性和可操作性程度较高。同时,每项指标重要性和可操作性均分的变异系数均在0.15以下,说明专家们评分的波动程度较小,一致性较高。第二轮专家征询过程中,专家未对指标的增加、删除和修改提出意见。

经过两轮专家征询,确定的中医药服务综合评价指标体系包含5个一级指标、19个二级指标和74个三级指标,如表3-23和表3-24所示。

表3-23 中医药服务综合评价指标体系的一级和二级指标

一 级 指 标	二 级 指 标
A 技术性指标	A1 技术成熟度 A2 技术通用性 A3 传承创新性 A4 技术完备性 A5 技术需求性 A6 技术可操作性 A7 综合治疗方法
B 安全性指标	B1 不良反应率 B2 不良反应强度
C 有效性指标	C1 干预效果 C2 生存质量
D 经济性指标	D1 服务运行成本 D2 从业人员成本 D3 患者成本
E 社会适宜性指标	E1 政府接纳度 E2 服务机构接纳度 E3 从业人员接纳度 E4 患者接纳度 E5 社会伦理接纳度

表3-24 中医药服务综合评价指标体系的二级和三级指标

二 级 指 标	三 级 指 标
A1 技术成熟度	A11 服务技术应用的历史长度 A12 服务技术应用的地域范围 A13 服务技术的从业人员数量 A14 服务技术的年诊疗数量
A2 技术通用性	A21 临床常见病的使用率 A22 临床多发病的使用率 A23 临床慢性病的使用率 A24 临床急性病的使用率 A25 服务技术推广应用率

二 级 指 标	三 级 指 标
A3 传承创新性	A31 古方古法临床验证 A32 传统服务方式的技术改良和革新
A4 技术完备性	A41 建立服务技术的临床路径 A42 建立服务技术实施的流程标准 A43 建立服务技术实施的质量控制标准
A5 技术需求性	A51 促进和改善卫生服务水平的有效程度 A52 减少政府医疗经费开支的有效程度 A53 降低患者经济成本的有效程度 A54 缩短患者治疗周期的有效程度 A55 减轻患者治疗痛苦的有效程度
A6 技术可操作性	A61 服务技术开展对外部环境的要求 A62 服务技术开展对中医药产品和(或)工具的要求 A63 服务技术开展对从业人员的资质要求
A7 综合治疗方法	A71 中医药药物治疗方式和非药物治疗方式的比例 A72 中药饮片处方的使用需求 A73 中成药处方的使用需求 A74 外用中药处方的使用需求
B1 不良反应率	B11 对从业人员健康损害的发生率 B12 对患者健康损害的发生率
B2 不良反应强度	B21 患者致残率 B22 患者致死率
C1 干预效果	C11 治愈率 C12 好转率 C13 无效率 C14 并发症率 C15 慢性疾病控制率 C16 死亡控制率
C2 生存质量	C21 精神愉悦度 C22 生活自理能力 C23 情绪管理能力 C24 社会活动能力
D1 服务运行成本	D11 易耗品成本 D12 管理成本 D13 人员成本
D2 从业人员成本	D21 基本掌握服务技术的时间成本 D22 熟练掌握服务技术的时间成本 D23 掌握服务技术的基本经济成本 D24 开展服务技术的时间成本
D3 患者成本	D31 患者总经济成本 D32 是否有效降低患者总经济成本 D33 是否有效降低患者长期经济成本 D34 患者总时间成本 D35 是否有效降低患者总时间成本 D36 是否有效降低患者长期时间成本

二 级 指 标	三 级 指 标
E1 政府接纳度	E11 政府是否对开展中医药服务技术制订相关政策 E12 政府是否对开展中医药服务技术进行经费投入 E13 政府是否对开展中医药服务技术制订相关法律法规 E14 中医药服务技术是否纳入国家公共医疗保险体系
E2 服务机构接纳度	E21 能否改进总体服务质量 E22 能否提升总体技术水平 E23 能否提高总体工作效率 E24 能否改善患者总体满意度 E25 能否降低机构经济和(或)人员成本
E3 从业人员接纳度	E31 从业人员对服务技术开展的支持度 E32 从业人员对服务技术开展的满意度
E4 患者接纳度	E41 患者对服务技术的知晓度 E42 患者对服务技术开展的认同度 E43 患者对服务技术开展的主动参与度 E44 患者对服务技术开展的满意度 E45 患者是否会介绍他人使用该服务技术
E5 社会伦理接纳度	E51 是否挑战社会主流价值和社会秩序 E52 是否与社会相关法律法规相冲突 E53 是否与社会宗教、文化相冲突 E54 是否会产生伦理问题 E55 是否会影响当地卫生服务的分布

(五) 评价指标权重的确定

1. 指标权重的计算方法

层次分析法(analytic hierarchy process，AHP)，是系统工程中用来目标决策的一种多目标、多准则的决策分析方法。最早由美国数学家托马斯·萨蒂于20世纪70年代中期提出，主要用以解决权重系数的确定问题。层次分析法是以人们的经验判断为基础，用系统分析的方法对各层进行评价。层次分析法把复杂问题中的各因素划分为相互联系的有序层，更加条理化，根据对客观实际的模糊判断，就每一层次的相对重要性给出定量的表示。层次分析法将人们的思维过程和主观判断数学化，简化了系统分析与计算过程工作，适宜于解决那些难以完全用定量方法进行分析的问题，尤其是分析多目标、多准则的复杂系统。层次分析法的本质是定量分析与定性分析相结合，把复杂问题分解为各个组成因素，并按照支配关系分组，形成有序的递阶层次结构，通过两两比较的方式，确定层次中相对重要的因素，然后确定各因素相对重要性的排序。

本研究建立的中医药服务综合评价指标体系，正是一个包含众多指标、很难完全使用定量方法分析的问题。因此，对于这一涉及多方面、多指标的评价体系来讲，层次分析法就显得更为适用。本研究中评价指标权重的确定将采用层次分析法。

在中医药服务综合评价中,评价指标的相对重要性不同,对目标的贡献率也不同,故所占的权重会有差异。因此,合理地确定权重系数,对建立综合评价指标体系至关重要,这也是保证评价体系在实际应用中有效性和可行性的关键。权重系数的大小是衡量各个指标重要性高低、贡献多少的度量值。在指标体系中,所有指标权重系数之和应该为 1。评价指标权重确定有以下基本原则。

（1）重要性

按照指标反映评价对象的相对重要程度,确定指标权重系数的大小,相对重要的指标其权重数值相对高;反之,相对不重要的指标其权重数值则相对低。

（2）整体性

确定指标权重系数必须要有整体概念,即把每一个指标放在评价指标体系中,其权重值隐含不同指标之间重要性的比较,以及该指标在对评价对象进行评价过程中的重要性。

2. 指标权重的计算过程

（1）建立中医药服务综合评价指标体系层次结构模型

层次分析的基本方法是建立中医药服务综合评价指标体系层次模型。根据两轮专家征询对指标体系的确认,5 个一级指标构成第一层,即总目标层;19 个二级指标构成第二层,即准则层;74 个三级指标构成第三层,即方案层。层次结构模型如表 3 - 25 所示。

表 3 - 25　中医药服务综合评价指标层次结构模型

第一层指标(U_i)	第二层指标(U_{ij})	第三层指标(U_{ijk})
U_1技术性指标	U_{11}技术成熟度	U_{111}服务技术应用的历史长度 U_{112}服务技术应用的地域范围 U_{113}服务技术的从业人员数量 U_{114}服务技术的年诊疗数量
	U_{12}技术通用性	U_{121}临床常见病的使用率 U_{122}临床多发病的使用率 U_{123}临床慢性病的使用率 U_{124}临床急性病的使用率 U_{125}服务技术推广应用率
	U_{13}传承创新性	U_{131}古方古法临床验证 U_{132}传统服务方式的技术改良和革新
	U_{14}技术完备性	U_{141}建立服务技术的临床路径 U_{142}建立服务技术实施的流程标准 U_{143}建立服务技术实施的质量控制标准
	U_{15}技术需求性	U_{151}促进和改善卫生服务水平的有效程度 U_{152}减少政府医疗经费开支的有效程度 U_{153}降低患者经济成本的有效程度 U_{154}缩短患者治疗周期的有效程度 U_{155}减轻患者治疗痛苦的有效程度

续　表

第一层指标(U_i)	第二层指标(U_{ij})	第三层指标(U_{ijk})
U_1技术性指标	U_{16}技术可操作性	U_{161}服务技术开展对外部环境的要求 U_{162}服务技术开展对中医药产品和(或)工具的要求 U_{163}服务技术开展对从业人员的资质要求
	U_{17}综合治疗方法	U_{171}中医药药物治疗方式和非药物治疗方式的比例 U_{172}中药饮片处方的使用需求 U_{173}中成药处方的使用需求 U_{174}外用中药处方的使用需求
U_2安全性指标	U_{21}不良反应率	U_{211}对从业人员健康损害的发生率 U_{212}对患者健康损害的发生率
	U_{22}不良反应强度	U_{221}患者致残率 U_{222}患者致死率
U_3有效性指标	U_{31}干预效果	U_{311}治愈率 U_{312}好转率 U_{313}无效率 U_{314}并发症率 U_{315}慢性疾病控制率 U_{316}死亡控制率
	U_{32}生存质量	U_{321}精神愉悦度 U_{322}生活自理能力 U_{323}情绪管理能力 U_{324}社会活动能力
U_4经济性指标	U_{41}服务运行成本	U_{411}易耗品成本 U_{412}管理成本 U_{413}人员成本
	U_{42}从业人员成本	U_{421}基本掌握服务技术的时间成本 U_{422}熟练掌握服务技术的时间成本 U_{423}掌握服务技术的基本经济成本 U_{424}开展服务技术的时间成本
	U_{43}患者成本	U_{431}患者总经济成本 U_{432}是否有效降低患者总经济成本 U_{433}是否有效降低患者长期经济成本 U_{434}患者总时间成本 U_{435}是否有效降低患者总时间成本 U_{436}是否有效降低患者长期时间成本
U_5社会适宜性指标	U_{51}政府接纳度	U_{511}政府是否对开展中医药服务技术制订相关政策 U_{512}政府是否对开展中医药服务技术进行经费投入 U_{513}政府是否对开展中医药服务技术制订相关法律法规 U_{514}中医药服务技术是否纳入国家公共医疗保险体系
	U_{52}服务机构接纳度	U_{521}能否改进总体服务质量 U_{522}能否提升总体技术水平 U_{523}能否提高总体工作效率 U_{524}能否改善患者总体满意度 U_{525}能否降低机构经济和(或)人员成本

第一层指标(U_i)	第二层指标(U_{ij})	第三层指标(U_{ijk})
	U_{53}从业人员接纳度	U_{531}从业人员对服务技术开展的支持度 U_{532}从业人员对服务技术开展的满意度
U_5社会适宜性指标	U_{54}患者接纳度	U_{541}患者对服务技术的知晓度 U_{542}患者对服务技术开展的认同度 U_{543}患者对服务技术开展的主动参与度 U_{544}患者对服务技术开展的满意度 U_{545}患者是否会介绍他人使用该服务技术
	U_{55}社会伦理接纳度	U_{551}是否挑战社会主流价值和社会秩序 U_{552}是否与社会相关法律法规相冲突 U_{553}是否与社会宗教、文化相冲突 U_{554}是否会产生伦理问题 U_{555}是否会影响当地卫生服务的分布

（2）构建比较判断矩阵并进行权向量一致性检验

建立中医药服务综合评价指标体系层次模型后，根据相关领域专家对各层各指标的重要性赋分，构建比较判断矩阵，判断其相对重要程度。判断矩阵的标度（a_{ij}）及其含义，如表3-26所示。

表3-26　判断矩阵的标度及其含义

标度（a_{ij}）	含义（指标相对重要性的两两比较）
1	i因素与j因素相比，同样重要，对目标的贡献相同
3	i因素与j因素相比，略微重要
5	i因素与j因素相比，明显重要
7	i因素与j因素相比，非常重要
9	i因素与j因素相比，绝对重要
2,4,6,8	以上两判断之间的折中状态对应的标度值，需要折中时采用
上列各数的倒数	i因素与j因素的反比较，得到的判断值为$a_{ij}=1/a_{ij}$

根据专家征询对于每个指标的重要性赋分值，利用 Yaahp V 6.0 软件构建两两比较矩阵，计算矩阵中每一列的总和。再把两两比较矩阵的每一个元素除以其相应列的总和，组成新的标准两两比较矩阵。

$$\bar{a}_{ij}=\frac{a_{ij}}{\sum_{k=1}^{n}a_{kj}}$$

按行相加,并将向量归一化。

$$W = \frac{\bar{w}_i}{\sum\limits_{j=1}^{n} \bar{w}_j}$$

由此计算出每个指标的权重值。

由于中医药服务综合评价指标体系的复杂性,以及征询专家认识的多样性,在对评价指标进行两两比较时,可能会产生一些不一致的结论。例如,当因素 i,j,k 的重要性很接近,进行两两比较时,有可能得出 i 比 j 重要,j 比 k 重要,而 k 又比 i 重要等矛盾的结论,要完全达到判断一致性非常困难。因此,为了检验专家意见在计算机软件构造判断矩阵时是否具有一致性,要进行矩阵一致性检验,即计算一致性指标(CI)和检验系数(CR)。

$$CI = \frac{\lambda_{\max} - n}{n - 1} \quad CR = \frac{CI}{RI}$$

其中,$\lambda_{\max}$ 为判断矩阵的最大特征根,$\lambda_{\max} = \sum\limits_{i=1}^{n} \frac{(AW)_i}{nW_i}$

RI 是平均随机一致性指标,可通过查表得到,如表 3 - 27 所示,由于篇幅限制,仅列出前十阶系数值。当比较的因素越多,即两两比较矩阵维数越大时,判断的一致性就越差,本研究建立的评价体系中,包含 74 个指标,计算量较大。所以,应该放宽对高维两两比较矩阵一致性要求,引入 RI 值进行修正。

表 3 - 27 **RI 系数表**

维数	1	2	3	4	5	6	7	8	9	10
RI	0.00	0.00	0.58	0.90	1.12	1.24	1.32	1.41	1.45	1.49

当 $CR < 0.10$ 时,可以认为判断矩阵具有满意的一致性。否则,需要重新调整判断矩阵,对判断矩阵进行一致性检验。

以一级指标为例,由于矩阵为 5 阶矩阵,故 $RI = 1.12$。根据计算机软件计算结果,$CR = CI/RI = 0.015\,291/1.12 = 0.013\,652 < 0.10$。

因此,判断矩阵满足一致性要求,可以认为第一层指标权重向量 $W = (W_1, W_2, W_3, W_4, W_5) = (0.20, 0.22, 0.21, 0.19, 0.18)$ 有效。

应用层次分析软件 Yaahp V 6.0 计算其他指标与上述原理一致,最终中医药服务综合评价指标权重如表 3 - 28 和表 3 - 29 所示。

表 3 - 28　中医药服务综合评价指标体系的一级和二级指标权重

一 级 指 标	权 重	二 级 指 标	权 重
A 技术性指标	0.20	A1 技术成熟度	0.03
		A2 技术通用性	0.03
		A3 传承创新性	0.03
		A4 技术完备性	0.03
		A5 技术需求性	0.03
		A6 技术可操作性	0.03
		A7 综合治疗方法	0.03
B 安全性指标	0.22	B1 不良反应率	0.11
		B2 不良反应强度	0.11
C 有效性指标	0.21	C1 干预效果	0.11
		C2 生存质量	0.11
D 经济性指标	0.19	D1 服务运行成本	0.06
		D2 从业人员成本	0.06
		D3 患者成本	0.06
E 社会适宜性指标	0.18	E1 政府接纳度	0.03
		E2 服务机构接纳度	0.04
		E3 从业人员接纳度	0.04
		E4 患者接纳度	0.04
		E5 社会伦理接纳度	0.04

表 3 - 29　中医药服务综合评价指标体系的二级和三级指标权重

二 级 指 标	权 重	三 级 指 标	权 重
A1 技术成熟度	0.03	A11 服务技术应用的历史长度	0.007 2
		A12 服务技术应用的地域范围	0.007 2
		A13 服务技术的从业人员数量	0.007 8
		A14 服务技术的年诊疗数量	0.007 8
A2 技术通用性	0.03	A21 临床常见病的使用率	0.006 6
		A22 临床多发病的使用率	0.006 6
		A23 临床慢性病的使用率	0.006 0
		A24 临床急性病的使用率	0.005 4
		A25 服务技术推广应用率	0.005 4
A3 传承创新性	0.03	A31 古方古法临床验证	0.013 2
		A32 传统服务方式的技术改良和革新	0.014 8
A4 技术完备性	0.03	A41 建立服务技术的临床路径	0.010 2
		A42 建立服务技术实施的流程标准	0.009 9
		A43 建立服务技术实施的质量控制标准	0.009 9

二 级 指 标	权 重	三 级 指 标	权 重
A5 技术需求性	0.03	A51 促进和改善卫生服务水平的有效程度	0.004 9
		A52 减少政府医疗经费开支的有效程度	0.005 2
		A53 降低患者经济成本的有效程度	0.005 2
		A54 缩短患者治疗周期的有效程度	0.005 2
		A55 减轻患者治疗痛苦的有效程度	0.005 5
A6 技术可操作性	0.03	A61 服务技术开展对外部环境的要求	0.009 6
		A62 服务技术开展对中医药产品和(或)工具的要求	0.009 9
		A63 服务技术开展对从业人员的资质要求	0.010 5
A7 综合治疗方法	0.03	A71 中医药药物治疗方式和非药物治疗方式的比例	0.006 8
		A72 中药饮片处方的使用需求	0.006 5
		A73 中成药处方的使用需求	0.006 5
		A74 外用中药处方的使用需求	0.006 2
B1 不良反应率	0.11	B11 对从业人员健康损害的发生率	0.055 0
		B12 对患者健康损害的发生率	0.055 0
B2 不良反应强度	0.11	B21 患者致残率	0.055 0
		B22 患者致死率	0.055 0
C1 干预效果	0.11	C11 治愈率	0.018 9
		C12 好转率	0.016 8
		C13 无效率	0.016 8
		C14 并发症率	0.016 8
		C15 慢性疾病控制率	0.016 8
		C16 死亡控制率	0.018 9
C2 生存质量	0.11	C21 精神愉悦度	0.026 3
		C22 生活自理能力	0.026 3
		C23 情绪管理能力	0.026 3
		C24 社会活动能力	0.026 3
D1 服务运行成本	0.06	D11 易耗品成本	0.022 0
		D12 管理成本	0.020 7
		D13 人员成本	0.022 0
D2 从业人员成本	0.06	D21 基本掌握服务技术的时间成本	0.015 2
		D22 熟练掌握服务技术的时间成本	0.015 2
		D23 掌握服务技术的基本经济成本	0.015 2
		D24 开展服务技术的时间成本	0.015 2
D3 患者成本	0.06	D31 患者总经济成本	0.012 9
		D32 是否有效降低患者总经济成本	0.010 3
		D33 是否有效降低患者长期经济成本	0.010 3
		D34 患者总时间成本	0.010 3
		D35 是否有效降低患者总时间成本	0.010 3
		D36 是否有效降低患者长期时间成本	0.010 3

二 级 指 标	权 重	三 级 指 标	权 重
E1 政府接纳度	0.03	E11 政府是否对开展中医药服务技术制订相关政策	0.008 1
		E12 政府是否对开展中医药服务技术进行经费投入	0.008 7
		E13 政府是否对开展中医药服务技术制订相关法律法规	0.007 8
		E14 中医药服务技术是否纳入国家公共医疗保险体系	0.007 8
E2 服务机构接纳度	0.04	E21 能否改进总体服务质量	0.007 2
		E22 能否提升总体技术水平	0.007 2
		E23 能否提高总体工作效率	0.007 2
		E24 能否改善患者总体满意度	0.007 2
		E25 能否降低机构经济和(或)人员成本	0.007 2
E3 从业人员接纳度	0.04	E31 从业人员对服务技术开展的支持度	0.020 0
		E32 从业人员对服务技术开展的满意度	0.020 0
E4 患者接纳度	0.04	E41 患者对服务技术的知晓度	0.007 6
		E42 患者对服务技术开展的认同度	0.007 9
		E43 患者对服务技术开展的主动参与度	0.007 9
		E44 患者对服务技术开展的满意度	0.007 9
		E45 患者是否会介绍他人使用该服务技术	0.006 4
E5 社会伦理接纳度	0.04	E51 是否挑战社会主流价值和社会秩序	0.008 0
		E52 是否与社会相关法律法规相冲突	0.008 0
		E53 是否与社会宗教、文化相冲突	0.008 0
		E54 是否会产生伦理问题	0.008 0
		E55 是否会影响当地卫生服务的分布	0.008 0

(六) 综合评价指标体系的信度和效度检验

效度和信度检验是任何量表或测量工具在应用于实践之前,应该进行的必要过程。本研究在建立中医药服务综合评价指标体系之后,对指标体系也进行了信度和效度检验。

1. 综合评价指标体系的信度检验

信度又称可靠性,是指测评的可靠程度。在相同情况下,对同一事物重复测量若干次,其结果的相互符合程度表现为测评结果的一致性、再现性和稳定性。信度并不是绝对的有或无,而是一个程度上或多或少的问题。信度的好坏取决于测量的过程。一般来说,效度好的测量指标,信度也好。信度评价常用数据的可靠性分析来完成。

信度最早由 Spearman 于 1904 年将其引入心理测量,它指的是测验结果的一致性程度,或者可靠性程度。信度的概念首先出现于 20 世纪前半叶发展起来的,以信度分析为基础的真分数测量理论(classical test theory,CTT)是 20 世纪前期与中期心理测量理论的主导部分,故也被称为经典测量理论。对于真分数测量理论,其假设是:① 实际得分与真分数存在线性关系:$X = T + E$(X:实际分数;T:真分数;E:误差分数);② 测量误差的期望为零;

$E(E)=0$；③ 误差与真分数彼此独立：$r(T，E)=0$；④ 实际分数的方差＝真分数的方差＋随机误差的方差：$S_X^2=S_T^2+S_E^2$。

在真分数测量理论里，信度的定义为：真分数方差与实际分数方差的比值 $r_{XX}=S_T^2/S_E^2$。显然，如果用直观的方式来表达，信度指的就是测量结果的稳定性。如果多次重复测量的结果都很近，则可以认为测量的信度是很高的。

根据所关心的重点不同，信度可以分为内在信度和外在信度两类。内在信度是指调查表中的一组问题（或整个调查表）是否测量的是同一个概念，也就是这些问题之间的内在一致性如何，最常用的内在信度系数为克朗巴赫 α 系数和折半信度。外在信度是指在不同时间进行测量时，调查表结果的一致性程度。最常用的外在信度指标是重测信度，即用同一问卷在不同时间对同一对象进行重复测量，然后计算一致程度。

本研究采用计算克朗巴赫 α 系数反映指标的内在信度，该系数可以反映测验项目的一致性程度，以及内部结构的良好性。对于由客观性题目和主观性题目组成的测验，有些题目是多重计分的情况下，常使用的一种信度估计方法，其值等于所有可能的分半信度系数的平均值，通常情况下取值在 0～1。运用 SPSS 25.0 软件，选择 α 模型对二级、三级指标赋权得分进行可靠性分析，结果如表 3-30 所示。

表 3-30　二级和三级指标的克朗巴赫 α 系数

二级和三级指标	克朗巴赫 α 系数
A1 技术成熟度	0.92
A11 服务技术应用的历史长度	0.91
A12 服务技术应用的地域范围	0.88
A13 服务技术的从业人员数量	0.89
A14 服务技术的年诊疗数量	0.92
A2 技术通用性	0.87
A21 临床常见病的使用率	0.89
A22 临床多发病的使用率	0.91
A23 临床慢性病的使用率	0.92
A24 临床急性病的使用率	0.80
A25 服务技术推广应用率	0.79
A3 传承创新性	0.89
A31 古方古法临床验证	0.90
A32 传统服务方式的技术改良和革新	0.91
A4 技术完备性	0.91
A41 建立服务技术的临床路径	0.91
A42 建立服务技术实施的流程标准	0.90
A43 建立服务技术实施的质量控制标准	0.90

二级和三级指标	克朗巴赫 α 系数
A5 技术需求性	0.79
A51 促进和改善卫生服务水平的有效程度	0.88
A52 减少政府医疗经费开支的有效程度	0.88
A53 降低患者经济成本的有效程度	0.87
A54 缩短患者治疗周期的有效程度	0.91
A55 减轻患者治疗痛苦的有效程度	0.90
A6 技术可操作性	0.89
A61 服务技术开展对外部环境的要求	0.90
A62 服务技术开展对中医药产品和(或)工具的要求	0.81
A63 服务技术开展对从业人员的资质要求	0.88
A7 综合治疗方法	0.91
A71 中医药药物治疗方式和非药物治疗方式的比例	0.90
A72 中药饮片处方的使用需求	0.89
A73 中成药处方的使用需求	0.91
A74 外用中药处方的使用需求	0.91
B1 不良反应率	0.90
B11 对从业人员健康损害的发生率	0.88
B12 对患者健康损害的发生率	0.88
B2 不良反应强度	0.91
B21 患者致残率	0.85
B22 患者致死率	0.89
C1 干预效果	0.90
C11 治愈率	0.89
C12 好转率	0.89
C13 无效率	0.88
C14 并发症率	0.89
C15 慢性疾病控制率	0.90
C16 死亡控制率	0.91
C2 生存质量	0.91
C21 精神愉悦度	0.83
C22 生活自理能力	0.79
C23 情绪管理能力	0.79
C24 社会活动能力	0.80
D1 服务运行成本	0.90
D11 易耗品成本	0.89
D12 管理成本	0.90
D13 人员成本	0.88
D2 从业人员成本	0.93
D21 基本掌握服务技术的时间成本	0.92
D22 熟练掌握服务技术的时间成本	0.91
D23 掌握服务技术的基本经济成本	0.90
D24 开展服务技术的时间成本	0.91

续　表

二级和三级指标	克朗巴赫 α 系数
D3 患者成本	0.82
D31 患者总经济成本	0.89
D32 是否有效降低患者总经济成本	0.89
D33 是否有效降低患者长期经济成本	0.89
D34 患者总时间成本	0.89
D35 是否有效降低患者总时间成本	0.89
D36 是否有效降低患者长期时间成本	0.89
E1 政府接纳度	0.80
E11 政府是否对开展中医药服务技术制订相关政策	0.91
E12 政府是否对开展中医药服务技术进行经费投入	0.91
E13 政府是否对开展中医药服务技术制订相关法律法规	0.89
E14 中医药服务技术是否纳入国家公共医疗保险体系	0.90
E2 服务机构接纳度	0.83
E21 能否改进总体服务质量	0.92
E22 能否提升总体技术水平	0.92
E23 能否提高总体工作效率	0.92
E24 能否改善患者总体满意度	0.92
E25 能否降低机构经济和(或)人员成本	0.92
E3 从业人员接纳度	0.84
E31 从业人员对服务技术开展的支持度	0.90
E32 从业人员对服务技术开展的满意度	0.90
E4 患者接纳度	0.90
E41 患者对服务技术的知晓度	0.89
E42 患者对服务技术开展的认同度	0.90
E43 患者对服务技术开展的主动参与度	0.89
E44 患者对服务技术开展的满意度	0.90
E45 患者是否会介绍他人使用该服务技术	0.84
E5 社会伦理接纳度	0.81
E51 是否挑战社会主流价值和社会秩序	0.90
E52 是否与社会相关法律法规相冲突	0.91
E53 是否与社会宗教、文化相冲突	0.90
E54 是否会产生伦理问题	0.91
E55 是否会影响当地卫生服务的分布	0.91

注：表中所有值 $p \leqslant 0.001$。

由表 3-30 可以看出,二级指标的克朗巴赫 α 系数的平均标准值为 0.88,三级指标的克朗巴赫 α 系数的平均标准值为 0.90。按照 Guilford. J. P.提出的具体测量标准：若 $\alpha < 0.35$,则为低信度,问卷不宜采用;若 $0.35 \leqslant \alpha \leqslant 0.7$,则为中等信度,问卷可以接受;若 $\alpha > 0.7$,则信度较高,问卷设计较好。还有资料显示,若 α 系数 >0.5,则可以认为内部一致性较高。在本研究中,二级指标和三级指标的 α 系数值均 >0.7,可以认为指标的信度较高。

2. 综合评价指标体系的效度检验

效度是指设定的测量指标或观察结果在多大程度上反映了事物的客观真实性,效度的好坏取决于指标的定义、内涵和调查设计。由于中医药服务综合评价指标体系没有统一的标准,因此,采取内容效度和结构效度对中医药服务综合评价指标体系进行效度分析。

(1) 内容效度

内容效度也称表面效度,其涉及指标取样的充分性问题,指各个条目是否测定了其希望测量的内容,即一个特定的指标组合对一个内容范畴的反映程度。良好的内容效度,必须使选出的评价指标能包含所需评价内容的主要方面,并且使各部分评价指标所占比例适当。内容效度的评估方法可以采用专家咨询法进行。

在本研究中,从技术性指标、安全性指标、有效性指标、经济性指标和社会适宜性指标 5 个方面,构建中医药服务综合评价指标体系,正是基于相关领域权威专家多轮的征询、讨论,保证了体系的完整性和科学性。因此,可以认为本指标体系具有良好的内容效度。

(2) 结构效度

结构效度也称构想效度,即研究者所构想的量表结构与测定结果的吻合程度。结构效度通常被认为是最强有力的效度评价指标,结构效度分析通常采用因子分析的方法进行。

在进行模型估计之前,先根据理论和以往研究成果来设定假设的初始模型。基于专家征询的指标体系结构中,其每一个部分都独立反映中医药服务评价的某一个方面,为了进一步验证该指标体系的结构,采用确定性因子分析的强制性单因子模型对指标体系进行拟合。模型拟合数据的主要评价参数结果如表 3-31 和表 3-32 所示。

表 3-31　指标体系模型拟合数据的总体参数(GFI, NFI, NNFI)

二级和三级指标	GFI	NFI	NNFI
A1 技术成熟度	1.000 0	0.943 8	0.961 2
A11 服务技术应用的历史长度	0.993 2	0.956 4	0.927 8
A12 服务技术应用的地域范围	0.982 5	0.954 3	0.925 3
A13 服务技术的从业人员数量	0.987 8	0.961 0	0.914 5
A14 服务技术的年诊疗数量	0.983 5	0.957 1	0.921 0
A2 技术通用性	1.000 0	0.977 1	0.912 6
A21 临床常见病的使用率	0.994 7	0.952 4	0.914 5
A22 临床多发病的使用率	0.996 4	0.961 0	0.923 8
A23 临床慢性病的使用率	0.997 0	0.974 3	0.934 9
A24 临床急性病的使用率	0.998 1	0.970 3	0.928 1
A25 服务技术推广应用率	0.984 2	0.982 6	0.922 0
A3 传承创新性	0.982 6	0.987 1	0.925 4
A31 古方古法临床验证	0.995 1	0.964 7	0.936 5
A32 传统服务方式的技术改良和革新	0.982 8	0.967 6	0.925 1

续　表

二级和三级指标	GFI	NFI	NNFI
A4 技术完备性	1.000 0	1.000 0	0.952 6
A41 建立服务技术的临床路径	1.000 0	1.000 0	0.958 3
A42 建立服务技术实施的流程标准	0.995 4	1.000 0	0.955 0
A43 建立服务技术实施的质量控制标准	0.993 1	1.000 0	0.961 1
A5 技术需求性	1.000 0	1.000 0	0.929 6
A51 促进和改善卫生服务水平的有效程度	0.981 1	0.953 1	0.933 7
A52 减少政府医疗经费开支的有效程度	0.991 4	0.978 4	0.936 5
A53 降低患者经济成本的有效程度	0.995 2	0.964 5	0.922 4
A54 缩短患者治疗周期的有效程度	0.990 0	0.974 7	0.931 4
A55 减轻患者治疗痛苦的有效程度	0.991 0	0.961 5	0.958 8
A6 技术可操作性	0.999 0	1.000 0	0.962 1
A61 服务技术开展对外部环境的要求	0.987 4	1.000 0	0.938 8
A62 服务技术开展对中医药产品和(或)工具的要求	0.985 2	1.000 0	0.955 0
A63 服务技术开展对从业人员的资质要求	0.993 5	1.000 0	0.956 8
A7 综合治疗方法	0.981 0	0.921 9	0.951 2
A71 中医药药物治疗方式和非药物治疗方式的比例	0.993 4	0.938 7	0.954 5
A72 中药饮片处方的使用需求	0.998 1	0.947 4	0.955 0
A73 中成药处方的使用需求	0.996 4	0.955 7	0.955 5
A74 外用中药处方的使用需求	0.998 7	0.942 6	0.966 4
B1 不良反应率	1.000 0	0.978 5	0.961 2
B11 对从业人员健康损害的发生率	0.999 1	0.948 2	0.965 1
B12 对患者健康损害的发生率	0.990 0	0.984 7	0.971 1
B2 不良反应强度	1.000 0	0.976 8	0.956 1
B21 患者致残率	0.987 4	0.987 8	0.953 8
B22 患者致死率	0.991 2	0.976 0	0.961 7
C1 干预效果	1.000 0	0.980 2	0.957 1
C11 治愈率	0.981 5	0.981 1	0.961 0
C12 好转率	0.984 3	0.985 6	0.968 3
C13 无效率	0.987 4	0.986 8	0.961 2
C14 并发症率	0.981 2	0.979 9	0.966 8
C15 慢性疾病控制率	0.995 1	0.982 6	0.959 9
C16 死亡控制率	0.984 7	0.985 7	0.964 6
C2 生存质量	0.994 1	0.978 7	0.953 3
C21 精神愉悦度	0.991 0	0.988 3	0.951 2
C22 生活自理能力	0.999 5	0.970 0	0.950 0
C23 情绪管理能力	0.986 1	0.981 2	0.955 9
C24 社会活动能力	0.997 7	0.982 4	0.954 1
D1 服务运行成本	0.982 6	0.976 0	0.973 6
D11 易耗品成本	0.983 1	0.984 7	0.982 6
D12 管理成本	0.984 6	0.970 4	0.974 5
D13 人员成本	0.984 1	0.971 1	0.973 1

二级和三级指标	GFI	NFI	NNFI
D2 从业人员成本	0.995 4	0.987 8	0.944 2
D21 基本掌握服务技术的时间成本	0.996 2	0.962 5	0.941 5
D22 熟练掌握服务技术的时间成本	0.993 8	0.977 3	0.952 8
D23 掌握服务技术的基本经济成本	0.994 1	0.977 0	0.955 0
D24 开展服务技术的时间成本	0.996 3	0.981 1	0.961 1
D3 患者成本	0.999 0	0.981 2	0.964 1
D31 患者总经济成本	0.982 8	0.991 4	0.978 1
D32 是否有效降低患者总经济成本	0.984 7	0.980 8	0.974 4
D33 是否有效降低患者长期经济成本	0.981 5	0.980 4	0.961 1
D34 患者总时间成本	0.983 6	0.982 4	0.966 4
D35 是否有效降低患者总时间成本	0.986 4	0.989 2	0.973 3
D36 是否有效降低患者长期时间成本	0.987 2	0.981 4	0.965 1
E1 政府接纳度	0.995 3	0.994 5	0.988 1
E11 政府是否对开展中医药服务技术制订相关政策	0.994 2	0.997 4	0.974 5
E12 政府是否对开展中医药服务技术进行经费投入	0.994 5	0.991 0	0.971 2
E13 政府是否对开展中医药服务技术制订相关法律法规	0.994 8	0.991 4	0.975 5
E14 中医药服务技术是否纳入国家公共医疗保险体系	0.995 3	0.992 4	0.963 0
E2 服务机构接纳度	0.991 2	0.941 4	0.961 3
E21 能否改进总体服务质量	0.988 3	0.932 9	0.988 9
E22 能否提升总体技术水平	0.987 5	0.945 2	0.941 9
E23 能否提高总体工作效率	0.988 8	0.947 8	0.961 4
E24 能否改善患者总体满意度	0.991 0	0.987 4	0.969 1
E25 能否降低机构经济和(或)人员成本	0.993 5	0.942 5	0.952 8
E3 从业人员接纳度	1.000 0	0.961 0	0.991 0
E31 从业人员对服务技术开展的支持度	0.997 8	0.952 5	0.945 6
E32 从业人员对服务技术开展的满意度	0.992 2	0.954 6	0.974 1
E4 患者接纳度	0.994 7	0.955 1	0.926 4
E41 患者对服务技术的知晓度	0.981 9	0.953 7	0.984 5
E42 患者对服务技术开展的认同度	0.987 1	0.958 1	0.986 1
E43 患者对服务技术开展的主动参与度	0.988 7	0.956 7	0.944 9
E44 患者对服务技术开展的满意度	0.980 3	0.961 0	0.951 5
E45 患者是否会介绍他人使用该服务技术	0.982 5	0.911 2	0.941 8
E5 社会伦理接纳度	0.991 2	0.964 9	0.952 1
E51 是否挑战社会主流价值和社会秩序	0.997 8	0.961 0	0.953 7
E52 是否与社会相关法律法规相冲突	0.995 3	0.966 3	0.955 0
E53 是否与社会宗教、文化相冲突	0.994 3	0.965 8	0.998 0
E54 是否会产生伦理问题	0.997 1	0.959 9	0.946 2
E55 是否会影响当地卫生服务的分布	0.990 4	0.961 0	0.932 5

注：GFI，拟合优度指数；NFI，规范拟合指数；NNFI，不规范拟合指数。

表 3 - 32　指标体系模型拟合数据的总体参数(CFI,RMSEA,RMR)

二级和三级指标	CFI	RMSEA	RMR
A1 技术成熟度	1.000 0	0.000 0	0.000 0
A11 服务技术应用的历史长度	0.995 1	0.004 5	0.000 0
A12 服务技术应用的地域范围	0.999 0	0.045 1	0.038 1
A13 服务技术的从业人员数量	0.984 1	0.021 1	0.021 9
A14 服务技术的年诊疗数量	0.993 7	0.068 1	0.021 5
A2 技术通用性	0.981 2	0.049 2	0.000 1
A21 临床常见病的使用率	0.984 6	0.071 2	0.015 9
A22 临床多发病的使用率	0.973 4	0.000 6	0.000 0
A23 临床慢性病的使用率	0.976 7	0.000 0	0.000 0
A24 临床急性病的使用率	0.978 8	0.000 0	0.000 0
A25 服务技术推广应用率	0.970 0	0.000 0	0.000 0
A3 传承创新性	0.984 1	0.000 0	0.000 0
A31 古方古法临床验证	0.986 2	0.057 3	0.031 2
A32 传统服务方式的技术改良和革新	0.999 0	0.063 5	0.036 9
A4 技术完备性	0.957 1	0.048 4	0.022 4
A41 建立服务技术的临床路径	0.964 8	0.044 5	0.036 9
A42 建立服务技术实施的流程标准	0.948 8	0.068 0	0.028 3
A43 建立服务技术实施的质量控制标准	0.963 7	0.052 5	0.021 1
A5 技术需求性	0.971 9	0.052 1	0.021 1
A51 促进和改善卫生服务水平的有效程度	0.985 5	0.050 0	0.012 9
A52 减少政府医疗经费开支的有效程度	0.999 1	0.044 1	0.028 6
A53 降低患者经济成本的有效程度	0.999 1	0.048 8	0.018 7
A54 缩短患者治疗周期的有效程度	0.999 1	0.047 1	0.040 8
A55 减轻患者治疗痛苦的有效程度	0.999 1	0.049 9	0.031 7
A6 技术可操作性	0.988 0	0.000 0	0.000 0
A61 服务技术开展对外部环境的要求	0.984 1	0.000 0	0.000 0
A62 服务技术开展对中医药产品和(或)工具的要求	0.945 4	0.000 0	0.000 0
A63 服务技术开展对从业人员的资质要求	0.966 0	0.000 0	0.000 0
A7 综合治疗方法	0.944 1	0.000 0	0.000 0
A71 中医药药物治疗方式和非药物治疗方式的比例	0.952 7	0.041 1	0.011 2
A72 中药饮片处方的使用需求	0.956 1	0.044 1	0.031 3
A73 中成药处方的使用需求	0.961 1	0.044 7	0.033 1
A74 外用中药处方的使用需求	0.955 0	0.031 6	0.029 4
B1 不良反应率	0.967 4	0.000 0	0.000 0
B11 对从业人员健康损害的发生率	0.982 9	0.005 6	0.000 1
B12 对患者健康损害的发生率	0.983 7	0.001 4	0.000 1
B2 不良反应强度	0.974 7	0.000 1	0.000 0
B21 患者致残率	0.973 0	0.002 9	0.000 0
B22 患者致死率	0.977 8	0.003 7	0.000 0

二级和三级指标	CFI	RMSEA	RMR
C1 干预效果	0.962 6	0.000 0	0.000 0
C11 治愈率	0.968 6	0.000 0	0.000 0
C12 好转率	0.950 0	0.000 0	0.000 0
C13 无效率	0.954 2	0.000 7	0.000 0
C14 并发症率	0.951 8	0.000 1	0.000 0
C15 慢性疾病控制率	0.965 7	0.000 0	0.000 0
C16 死亡控制率	0.953 1	0.004 6	0.003 1
C2 生存质量	0.984 5	0.000 0	0.000 0
C21 精神愉悦度	0.984 5	0.051 5	0.022 1
C22 生活自理能力	0.982 1	0.064 9	0.028 8
C23 情绪管理能力	0.980 0	0.031 1	0.014 9
C24 社会活动能力	0.979 9	0.028 7	0.016 5
D1 服务运行成本	0.924 7	0.017 4	0.000 1
D11 易耗品成本	0.911 0	0.016 8	0.034 1
D12 管理成本	0.957 1	0.010 9	0.022 4
D13 人员成本	0.944 3	0.001 1	0.025 5
D2 从业人员成本	0.953 4	0.022 4	0.028 4
D21 基本掌握服务技术的时间成本	0.964 0	0.034 5	0.015 9
D22 熟练掌握服务技术的时间成本	0.969 2	0.024 1	0.017 8
D23 掌握服务技术的基本经济成本	0.984 8	0.038 7	0.018 6
D24 开展服务技术的时间成本	0.950 9	0.044 1	0.022 6
D3 患者成本	0.940 0	0.000 0	0.000 0
D31 患者总经济成本	0.954 3	0.000 9	0.000 0
D32 是否有效降低患者总经济成本	0.963 4	0.000 0	0.000 0
D33 是否有效降低患者长期经济成本	0.954 6	0.006 8	0.000 1
D34 患者总时间成本	0.959 6	0.009 1	0.000 1
D35 是否有效降低患者总时间成本	0.961 0	0.000 1	0.000 0
D36 是否有效降低患者长期时间成本	0.959 9	0.000 0	0.000 0
E1 政府接纳度	0.999 0	0.000 0	0.000 0
E11 政府是否对开展中医药服务技术制订相关政策	0.999 4	0.004 1	0.000 4
E12 政府是否对开展中医药服务技术进行经费投入	0.986 7	0.003 8	0.002 4
E13 政府是否对开展中医药服务技术制订相关法律法规	0.987 1	0.000 2	0.000 0
E14 中医药服务技术是否纳入国家公共医疗保险体系	0.982 5	0.002 2	0.000 1
E2 服务机构接纳度	0.977 8	0.001 4	0.000 1
E21 能否改进总体服务质量	0.988 0	0.000 7	0.000 0
E22 能否提升总体技术水平	0.992 8	0.003 3	0.001 1
E23 能否提高总体工作效率	0.981 2	0.021 1	0.014 4
E24 能否改善患者总体满意度	0.990 0	0.046 2	0.037 7
E25 能否降低机构经济和(或)人员成本	0.985 3	0.020 2	0.021 9
E3 从业人员接纳度	0.983 5	0.069 6	0.040 0
E31 从业人员对服务技术开展的支持度	0.970 1	0.069 1	0.032 7
E32 从业人员对服务技术开展的满意度	0.984 3	0.061 1	0.034 6

续 表

二级和三级指标	CFI	RMSEA	RMR
E4 患者接纳度	0.925 3	0.025 3	0.033 4
E41 患者对服务技术的知晓度	0.911 0	0.052 5	0.034 5
E42 患者对服务技术开展的认同度	0.927 4	0.051 0	0.026 1
E43 患者对服务技术开展的主动参与度	0.938 1	0.051 1	0.035 3
E44 患者对服务技术开展的满意度	0.947 6	0.000 0	0.024 2
E45 患者是否会介绍他人使用该服务技术	0.920 8	0.078 1	0.036 0
E5 社会伦理接纳度	0.950 0	0.014 9	0.002 8
E51 是否挑战社会主流价值和社会秩序	0.922 4	0.011 0	0.008 0
E52 是否与社会相关法律法规相冲突	0.924 5	0.005 6	0.004 7
E53 是否与社会宗教、文化相冲突	0.931 7	0.048 7	0.036 7
E54 是否会产生伦理问题	0.954 6	0.039 2	0.021 7
E55 是否会影响当地卫生服务的分布	0.958 0	0.049 0	0.030 0

注：CFI，比较拟合指数；RMSEA，近似误差的均方根；RMR，残差均方根。

由表 3-31 和表 3-32 可以看出，模型拟合的主要参数均满足要求，其拟合指数 GFI、NFI、NNFI、CFI 均>0.9，RMSEA<最大允许上限值 0.1，说明模型的基本适配指标以及外在品质均符合标准，拟合的模型是有效的模型。具体参数说明如下。

1）拟合优度指数（goodness of fit index，GFI）

该指标显示了与无参数模型相比，该模型拟合数据有多好，它的值介于 0～1。数值越接近 1，模型拟合数据的程度越好。上述模型的指标均>0.98，表示模型拟合数据很好。

2）规范拟合指数（normed fix index，NFI）

模型中，该指数均>0.9。

3）不规范拟合指数（non-normed fit index，NNFI）

一般来说 NNFI 超过 0.9 认为模型可以接受，本研究中数值均>0.9。

4）比较拟合指数（comparative fix index，CFI）

该值超过 0.9 即认为模型可接受。本研究中，CFI 的值均>0.9。

5）近似误差均方根（root mean square error of approximation，RMSEA）

该指标不仅度量了模型与数据的拟合度，而且度量了模型与总体的近似误差，并且还校正了模型中参数的个数，是比较理想的指数。一般认为，RMSEA 低于 0.1，表示好的拟合；低于 0.05 表示非常好的拟合；低于 0.01 表示非常出色的拟合。本研究中，拟合模型均在 0.1 的范围内，RMSEA 均<0.05，表示模型与总体接近。

6）残差均方根（root mean square residual，RMR）

该值越小，模型拟合数据越好。一般一个拟合数据好的模型要求 RMR<0.04。上述所有模型的 RMR 值均<0.04，说明模型拟合数据基本符合要求。

七、中医药服务综合评价模型的建立

(一)加权综合指数法

综合指数法是将一组指标值通过统计学处理转化成一个综合指数,以正确评价工作效率、质量、管理等综合水平。指数是根据研究目的和各门专业计算出来的一种特定的相对数。综合指数是综合多个指标的报告数据和对比数据的信息,定量地表达几个指标的综合、平均变化程度。

加权综合指数法是将各评价指标所得指数值,与它们各自的权重系数相乘后所得的指数值相加,以其和为总分,然后按总分高低确定各评价对象的优劣顺序。该方法简单易行,评价重点突出,结果较为可靠,是应用比较广泛的一种综合评价方法。因此,本研究将采用加权综合指数法对中医药服务进行综合评价。

(二)加权综合指数法的计算过程

1. 计算评价指标的标准化数值

由于各项指标的计算单位、性质等有所不同,在进行绩效综合评价前,要先将各指标进行标准化,即将指标值与参考值相除。标准化公式为:

$$Y_{i,j} = \frac{X_{i,j}}{\sum_{i=1}^{n} X_{i,j}/n}$$

其中,$Y_{i,j}$ 为第 i 组第 j 项指标的标准化值,$X_{i,j}$ 为各指标的实际值。

2. 计算各指标的综合指数(I)

$$I = WY$$

其中,W 为各指标的组合综合权重系数,Y 为各指标的标准化值。

3. 计算中医药服务综合评价指数(G)

$$G = \sum I$$

本指标体系,经标准化后的结果在性质上趋于一致,所得指数值越大越好。同一层级的指标中,指数值越小,代表评价结果越差。通过加权综合指数法计算之后,可以逐层查找,从而追溯结果产生的主要原因。

八、中医药服务综合评价指标体系的操作流程

为进一步增强中医药服务综合评价指标体系的可操作性,在前期研究的基础上,对指标体系的实施过程进行了细化,形成了综合评价指标体系的工作手册。工作手册包括以下主要内容。

(一) 评价目的

中医药服务综合评价,是对中医药服务领域的某个种类或某项技术进行系统性、综合性的评价,旨在全面客观地反映中医药服务领域的某个种类或某项技术的现状,更好地了解中医药服务发展的进度和效果,找出存在的问题并提出整改建议。同时,为中医药服务发展政策的制定提供依据,最终为提升中医药健康服务的水平、保障中医药服务对象的利益、推动中医药事业的可持续发展提供一定参考依据。

(二) 评价对象

中医药服务综合评价指标体系的评价对象可以为开展中医药医疗和健康服务的机构、从业人员或中医药服务技术本身。

(三) 评价准备

评价方式基本采取现场观察的手段,另需调查 10 名左右的中医药服务对象。

(四) 评价质量控制

评价质量控制包括预评价质量控制、评价人员质量控制、评价实施阶段质量控制和资料整理阶段质量控制。

1. 预评价质量控制
在正式评价开展之前,必须进行预评价,其目的是使评价人员熟悉评价内容,在评价过程中能做到准确、完整地收集信息并进行评价操作。

2. 评价人员质量控制
在正式评价前,对评价人员进行严格培训是确保评价有效性的前提。培训的要求是:明确评价的目的和意义,了解评价设计的原则和方法,统一指标的含义及评分,明确评价工作的流程,保证评价工作的质量。在培训结束后,需要对评价人员的培训效果进行考查,合格以后才能参加正式评价。

3. 评价实施阶段质量控制

在评价实施的过程中，要明确评价人员的任务与职责分工，提高评价人员的责任心和积极性，确保严格按照评价手册进行操作，保证评价质量。

4. 资料整理阶段质量控制

评价结束之后，要求评价人员对填写的内容立即进行全面的自查，如有遗漏和疑问，应当重新询问核实，及时补填，有错误要及时进行修正。

第四章
中医药服务评价研究与实践的思考

～⌒⌒～

随着中医药服务和中医药管理工作的不断发展,开展中医药服务评价的研究与应用具有重要的现实意义。中医药服务评价工作应该是多方面的,且应从不同的方面着眼。评价体系既可以作为一个国家或地区总体卫生发展规划、实施及结果的宏观评价要素,又可以应用于某个中医药服务个体或技术;既可以是定量评价,也可以是定性评价,或者两者兼而有之。

一、可遵循的基本思路

国内外一些专家从不同的角度在中医药临床疗效、中医药社区服务等领域提出了不同的评价方式和评价范围,但尚未形成一个共识性的、完整的中医药服务评价体系。然而,根据中医药服务评价的目标,设计和制定适宜的评价体系是中医药服务评价工作的关键保障,笔者认为相关研究可以参考以下几个方面的基本思路。

(一) 评价体系的设计应以基本理论为指导

中医药服务评价研究涉及中医学、公共卫生、统计学、管理学、社会学和系统科学等多个学科领域。本研究基于现代系统论、公共产品理论、制度变迁理论和公平理论,将中医药服务综合评价指标体系分为技术性指标、安全性指标、有效性指标、经济性指标和社会适宜性指标5类一级指标,同时每一类评价指标细化为二级和三级评价指标。通过专家征询,5类一级指标没有变化,对二级和三级指标进行了完善和修订。既体现了中医药服务评价的整体性、层级性和复杂性,也体现了现代系统论的理念和思想。

本研究制定的中医药服务综合评价指标体系,较好地融合了卫生服务公平性和健康服务可持续发展的理念,重点对中医药服务资源的合理使用和可持续利用进行评价,同时注重中医药服务与经济、社会、环境发展的协调性,对提高中医药服务的水平和规范性能起到一定推动作用。此外,本研究制定的评价指标体系具有较为合理的结构,评价指标体系的效度和信度检验的结果也进一步证实了指标体系结构的完整性。

(二)评价体系的内容应符合完整性和客观性

中医药服务的综合评价需要依赖大量真实、客观的信息资料,本研究制定的指标体系首先考虑了中医药服务或技术发展的主体和方向,在第一级评价指标方面,考虑从技术性、安全性、有效性和经济性着手,更参考了世界卫生组织对于卫生系统绩效评价的理念,将患者的满意度和反应性纳入中医药服务综合评价指标体系中,同时设立了社会适宜性指标,体现了卫生服务评价的新理念。

在第一级指标的基础上,细化了具体评价内容,设立了第二级和第三级指标。从指标筛选的过程和结果上来看,定性与定量的结合起到了较好的效果。在建立综合评价指标体系的过程中,采用了文献研究、专家论证和征询的方法,同时又应用了数理统计学的方法对主观资料进行了处理,使结果更加合理和客观,更具有说服力,最终形成的评价指标体系也更为完善。

(三)评价体系的建立应保证准确性和科学性

德尔菲专家咨询法作为一种被应用多年的咨询决策技术,经过长期的发展,已经在各个领域得到了广泛的应用。它收集和汇总相关领域权威专家的意见,其合理性和有效性已得到比较广泛的认同。本研究所遴选的专家,其工作内容或研究方向直接与中医药有关,对中医药临床和中医药行政管理具有丰富的经验和独到的见解。专家工作年限、职称结构的分析结果表明,专家群体体现出较好的层次性。同时,专家来自全国不同省市,具有较好的代表性。在研究过程中,通过专家对指标的判断依据和熟悉程度的统计结果反映,本次研究所遴选的专家具有较高的权威性。

专家征询过程中,征求了专家对指标重要性、可操作性、敏感性等特征的评分结果,并结合专家所提出的意见和建议,对中医药服务综合评价指标进行了修改。因此,本研究的指标筛选方法较为合理,筛选结果也较为可靠,确保了计算结果的准确性和合理性。

在计算评价指标权重的过程中,采用专家赋分的方式获得相关数据,然后应用数理统计学的方法,对于这些主观数据进行分析,得到相对准确的指标权重系数,提高了结果的科学性程度。同时,这种方法也属于定性调查和定量调查相结合的方式,可以保证其科学和准确程度相对高于采用任何一种单一的方法。因为定性调查方法往往会带有较多的主观成分,而定量方法虽然可以避免这一缺点,但得到的结果有时又会与实际情况有所出入,不能完全反映客观事实,两者结合起来则可能起到互相弥补的功效。因此,本研究通过专家征询的方法,获得相关数据,然后采取数理统计学的方法对于这些主观数据进行分析,可以得到相对准确的指标权重系数。

评价指标体系需要具有良好的信度和效度才能真正用于实践。本研究利用形成的综合评价指标体系,分别采用克朗巴赫 α 系数、因子分析的方法,对指标体系的信度和结构效度进行了检验。二级指标和三级指标克朗巴赫 α 系数的平均标准值均>0.85,确定性因子分析中,模型拟合的主要参数均满足要求,结果证明该套指标体系具有较好的信度和效度,具备了运用于实践的基本条件。与此同时,本研究的内容相对于以往侧重指标筛选和确定权重的研究,也进行了一定程度的弥补,显示了本研究在类似研究中的优越性和独特性。

(四) 评价体系的研究应大胆突破现有模式

医疗卫生服务是不断发展的,中医药健康服务也在不断自我完善和自我更新,中医药服务消费者的经济水平和生活需求也在不断改变。因此,对中医药服务的评价指标也不可能是恒定不变的。评价指标的确定是一个过程,它不仅是根据外界因素的变化而改变的,而且是有时间期限的,评价指标可以被看作是时间轴上的点,随着时间的变化,评价指标也将不断变化。同时,达到所确定的指标值也是一个过程,也是有时间期限的。因此,必须依据社会的变化、经济的发展和消费者的需求,不断调整中医药服务的评价指标。

另外,中医药服务的评价工作应由卫生行政管理机构和中医药服务提供机构之外的第三方代表实施,以避免人为因素对评价结果的影响。如以患者的满意度评价为例,目前,一般把患者满意度作为中医药服务机构"以病人为中心"的程度,在评价患者满意度时,一般有两种方法,一是由中医药服务提供机构来测量,二是社会其他机构来测量,两个方法之间存在很大的差异。由中医药服务提供机构测出的患者满意度要高于社会其他机构测出的患者满意度。因此,为了更客观、有效地对中医药服务进行评价,应突破现有模式,由第三方独立机构来开展工作,而第三方评价机构的专门化和社会化,也符合评价主体多元化发展的趋势和要求。

当然,综合评价指标体系的建立与实施,其目的是规范和改善中医药服务的管理、水平,引导中医药服务的良性健康发展,而不是为了获得排序和比较的评价结果。

二、下一步研究设想

纵观中医药事业发展现状,开展中医药服务的指标性评价已是当务之急,评价指标及方法也在研究和完善中,其关键在于指标确定是否合理,计算方法是否科学,各指标体系的权重指数设置是否合理,这些工作都有待于在实践中进一步验证和完善。笔者因此提出以下一些有待于深入研究的问题和下一步的研究设想。

（一）专家征询方式需要进一步优化

在指标筛选的过程中，专家征询的过程比较重要。德尔菲法是专家会议讨论的一种发展形式，是目前专家评判的一种重要方式。本研究通过匿名的方式进行几轮专家征询，征求专家对评价指标的意见。每轮专家征询后，都对专家的意见进行整理、修正、再调查，直到意见趋向一致。德尔菲法虽然缺少了专家会议讨论法中，专家之间可以有相互交流、互通意见、相互启发的过程，但是避免了专家的结论受到心理因素的影响，如屈从于权威和大多数人的意见、受劝说性意见的影响、不愿公开修正已发表的意见等弊端。

本研究在指标筛选上，集中了 40 位中医药临床、管理和公共卫生领域的专家，应该较为合理，因为只要专家选择恰当，具有较好的代表性，研究的结果是可信、有效的。指标筛选过程中，专家征询的次数比较重要。由于时间仓促，本研究目前仅进行了两轮专家征询，应该进一步增加专家征询的次数。

（二）权重系数确定方法需要进一步优化

本研究采用层次分析法，对指标的权重系数进行确定。由于指标两两比较需要比较 $n(n-1)/2$ 次，如果对所有的指标进行两两比较，是个极大的挑战，对于征询专家来说工作量也非常大，实际操作性不强。因此，本研究请专家按重要性 1～10 分对各项指标进行赋分，然后将专家的打分值转化为两两比较判断矩阵，由计算机软件运算得出结果，这种方法在理论上是可行的，且转化后又进行了一致性检验，所以本研究得出的权重系数是可信的。

应充分利用数理统计的技术，采用多种统计方法进行权重的计算及模型的建立，同时相互论证，以使结果更加科学、客观。

（三）评价指标需要进一步精简

本研究经过两轮专家征询，最后形成的中医药服务综合评价指标体系包含 5 个一级指标、19 个二级指标和 74 个三级指标。在今后的研究中，应结合我国中医药服务和管理的最新政策、发展趋势，继续关注世界卫生组织关于中医药服务评价领域的相关信息动态。在现有的研究成果基础上，采用定性与定量相结合的方法，进一步精选出具有代表性的指标，或者在现有的指标基础上，制定更加具体的评价指标体系，使指标体系既具有代表性，又有更强的操作性。

（四）增加实证研究强化评价指标的说服力

本研究尚存在有待于进一步深入研究的问题，而中医药服务评价的指标体系不是恒定不变的，随着中医药服务模式和社会的发展，指标也会呈现动态的变化。因此，指标体系的时效性决定了该项研究的长期性。在今后的研究中，应增加评价指标体系的实证研究，使评价指标体系在更广泛的范围得到检验,确保评价结果的准确,并具有说服力。同时,应结合实证研究,在简化评价操作过程上做进一步的研究,使中医药服务评价工作成为一项常规的工作,提高中医药服务的发展水平和管理水平。

(五) 与既往中医药服务评价指标和方法进行对比研究

既往的中医药服务评价,侧重医疗卫生服务机构的人员、服务和管理评价,目的是了解服务机构中医药工作的进展情况、服务效果及管理上存在的问题,进而提出相应的改进措施,最大限度地提高服务机构的中医药服务能力。在今后的研究中,要把本研究制订的综合评价指标体系,与既往的中医药服务评价指标和方法进行对比分析,总结经验和不足。同时,为了促进中医健康服务行业的整体发展,还应结合中医健康服务自身的发展规律和特点,从监管体系、准入制度、经营规范等方面,将综合评价指标体系进行进一步的延伸和拓展,以引导正确的中医药健康观念,提出制订和完善相关法规的建议,以及奠定行业的国际标准。

(六) 对中医药服务评价工作发展的政策建议

2016 年 2 月,国务院发布了《中医药发展战略规划纲要(2016—2030 年)》,明确了未来 15 年我国中医药发展方向和工作重点,同时更加巩固我国在世界传统医药发展中的引领地位。2022 年 3 月,国务院办公厅印发了《"十四五"中医药发展规划》,对"十四五"时期中医药工作进行全面部署,提出了十方面重点任务。坚持中西医并重,传承精华、守正创新,实施中医药振兴发展重大工程,补短板、强弱项、扬优势、激活力,推进中医药和现代科学相结合,推动中医药和西医药相互补充、协调发展,推进中医药现代化、产业化,推动中医药高质量发展和走向世界,为全面推进健康中国建设、更好保障人民健康提供有力支撑。中医药服务评价领域的发展,对于中医药医疗服务、中医养生保健、中医药继承和创新以及中医药海外发展等方面都有着积极的作用。因此,着力推进中医药服务评价领域的研究与应用,建立符合中医药行业特点的评价体系非常重要。

1. 明确评价机构性质,突破现有评价模式

中医药服务评价工作是一个系统工程,除中医药行政管理部门外,还涉及科研、临床等多个单位,需要建立统一协调的工作机制,加强顶层设计,促进评价工作的研究和有效实施。可以在政府的主导下,设立第三方评价机构,明确机构的职责和定位,为工作的开展提供良好的平台。

2. 提供政策经费支持,促进评价主体发展

在政府主导下,政策设计应对中医药服务评价领域有所倾斜,如在职权下放、信息收集等方面提供便利。此外,财政部门的支持也是必要的,应该在办公用房、设备配置等运行经费上给予财政保障,同时提供人员培训、国内外交流等经费支持。

3. 加强人才队伍建设，提高评价专业水平

根据中医药服务评价工作的实际需要，按照优化学缘结构、提高团队专业素质的基本原则，逐步加强人才队伍建设，提高科研和管理水平。

4. 扩展国内国际合作，加快信息系统建设

中医药服务的综合评价需要依赖大量真实、客观、准确的信息数据资源，资料的收集、整理、汇总、总结和分析是一项繁杂的系统工程，应该充分借助计算机等现代化管理工具，建立中医药服务评价信息管理系统。同时，将评价指标的内容与方法、评价指标体系的数学模型和中医药服务提供机构的管理信息系统联系起来，为卫生行政管理机构制定各项卫生管理政策提供依据。此外，应积极开展国内同行交流，拓展海外联络合作，根据区域中医药服务发展不平衡的情况，因地制宜地开展研究和应用。

三、对世界传统医学发展的影响

进入 21 世纪以来，全球卫生事业的发展进入了一个新的阶段，传统和补充医学在世界各地得到更广泛地使用，越来越多的国家和地区也更加关注这支重要的卫生力量。在一些以传统医学作为卫生保健主要来源的国家，传统医学健康服务触手可及，这主要因为这些国家以常规医学为基础的卫生服务水平有限，同时传统医学服务相对经济负担较轻，这种现象尤其在非洲和一些发展中国家比较常见；一些国家和地区因为自身历史和传统的原因，传统医学一直被常规地使用，有的还属于国家医疗卫生体系的重要组成部分，如中国、韩国、新加坡和中国香港、中国澳门、中国台湾地区等；在一些常规医学发展较好的发达国家，传统医学通常作为辅助健康服务存在，如许多欧洲国家和北美地区。

各国基于本国文化传统、对传统医学的理解和常规医疗的可及性，对传统医学的看法有所不同，采用的传统和补充医学实践差别很大。作为全球卫生政策制定者和组织协调者，世界卫生组织根据世界卫生大会关于传统医学的决议（WHA62.13），制定并发布了《世界卫生组织传统医学战略（2014—2023）》。该报告指出，在过去的 10 年里，会员国在推进传统和补充医学方面不懈努力，在政策法规的制定、医疗实践的扩展以及教育和科研的推广方面都有了巨大的发展。1 亿多欧洲人目前是传统和补充医学的使用者，其中五分之一定期使用传统和补充医学，而在非洲、亚洲、北美洲和澳大利亚使用人数则更多。

庞大的使用人口，造就了庞大的产品市场。由于传统、补充医学产品的法规和监管类别众多，很难精确地评估各会员国中传统和补充医学产品市场的规模。但是，现有的历史数据表明市场很大。

近年来，在世界卫生组织的推动下，会员国陆续结合本国实际对传统和补充医学产品进行

监管,制定和实施了一批政策法规。1999年,只有25个世界卫生组织成员国出台了传统医疗相关法规,65个成员国对草药进行监管。据世界卫生组织《传统和补充医学全球报告2019》调研,2018年98个成员国已发布传统医学国家政策,109个成员国制定了传统与补充医学的国家法律和法规,124个成员国发布了草药法规。

与此同时,全世界对传统和补充医学实践、技术服务提供者的需求也在增大。在世界卫生组织非洲地区47个成员国中有41个(87%),正式承认其国民使用传统和补充医学。以科特迪瓦为例,本土医学的人口使用率占80%~99%,针灸、阿育吠陀医学、整脊疗法、草药和自然疗法占60%~79%,顺势疗法、整脊疗法和中医治疗占20%~39%。而世界卫生组织美洲地区35个成员国中的28个(80%),承认其国民使用传统和补充医学,其中人口使用率较高并存在相关政策、监督制度的传统和补充医学方法主要有针灸治疗、整脊疗法、顺势医学及自然疗法。如古巴2010年调查显示,60%~79%的人口使用针灸治疗,40%~59%的人使用顺势疗法;智利在2009年相关规范疗法的法令发布后,设立了针灸、顺势疗法和自然疗法3种规范疗法的咨询委员会;在巴巴多斯、玻利维亚、巴西、秘鲁等,整脊疗法被普遍使用。草药治疗、阿育吠陀医学、芳香疗法等也被认为是重要的治疗方法。此外,东地中海地区90%以上的成员国承认较大比例的人口使用传统和补充医学,但与其他地区相比,东地中海区域关于传统和补充医学的国家政策、方案较少。在该区域,本土传统医学被认为是重要的,且人口使用率较大,尤纳尼医学、草药治疗和顺势医学等传统和补充医学也被使用。拔罐治疗在沙特阿拉伯、也门等成员国作为重要的治疗手段被使用,在阿拉伯联合酋长国拔罐疗法的人口使用百分比高达40%~59%。由于这庞大的使用人数,世界卫生组织和各国政府也注意到不但需要通过对传统和补充医学的产品进行监管,为消费者提供选择和保护,还需要制定政策法规,对传统和补充医学的实践以及技术服务提供者进行监管、监督。《世界卫生组织传统医学战略(2014—2023)》明确提出了"通过监管传统和补充医学产品、实践及技术服务提供者,加强传统和补充医学的质量保证、安全性、适当使用及有效性"的战略目标,鼓励、建议和支持会员国立足本国特点、立法和资源,针对传统和补充医学的实践以及技术服务提供者建立绩效监测的标准与评价指标、实用的监管系统。此外,为了提高传统和补充医学实践的安全性和质量,会员国针对传统和补充医学技术服务提供者,包括使用传统和补充医学的常规医学医师,制定了质量、数量、认证和教育结构方面的法规。例如,提供传统和补充医学高等教育规划(包括大学层面上的学士、硕士和博士学位)的会员国数量从原来的少数几个增加到39个,占接受调查国家的30%。在非洲区域,传统医学知识和实践一般由传统技术服务提供者一代一代口述传授。近年来,有些非洲国家加强了培训规划,以便提高传统技术服务提供者的知识水平。此外,有些非洲国家把传统医学纳入卫生专业学生的大学课程,如西非国家经济共同体及刚果民主共和国、南非和坦桑尼亚的一些大学把传统医学纳入药学生和医学生的课程中。

全球形势分析清楚地显示,在国家传统和补充医学政策、法律法规、质量、安全性与有效性、全民健康覆盖以及把传统和补充医学纳入公共卫生系统方面有着许多机会,同时也包含挑战。虽然有许多迫切的社会和经济问题成为使用传统和补充医学的诱因,但全球慢性病负担的预计增多(世界卫生组织全球非传染性疾病现状报告,2011 年)是发展、加强常规医学与传统和补充医学领域之间合作的最迫切原因。世界卫生组织关于"全民健康覆盖"目标中的重点之一就是健康服务的质量、安全与有效性,传统医学领域将在未来着力开展这方面的工作,因为传统医学健康服务的质量、安全与有效性直接关系到传统医学在健康服务领域的地位和可持续发展。

就中医药而言,一些国家对于中医与中医药有独自的法律法规。例如,瑞士政府 2015 年出台了联邦职业考试计划,包括中医针灸在内的 4 种医学通过考试可以获得联邦政府认可的文凭,有 10 年以上临床经验的人员只需要提交相应的论文并进行答辩。匈牙利于 2013 年 12 月 17 日立法,使中医行医合法化。之后又在该法律的基础上制定了实施细则,对中医药从业人员许可证发放进行了规定。加拿大魁北克省、艾伯塔省、不列颠哥伦比亚省、安大略省和纽芬兰省都先后对中医针灸立法。美国在联邦政府层面没有针灸或中医方面的统一立法,但已有 44 个州和哥伦比亚特区在不同的时间通过了针灸立法,以州立法的形式对针灸进行规制和管理。1995 年 5 月美国食品与药物管理局将针灸针列为医疗器械,这被认为是美国政府间接而策略地认可了针灸疗法。目前,欧盟各国以及英国还没有对中医及中医药有完整的立法。其中,欧盟针对传统草药有两部较为重要的法规,一是《欧盟传统草药法令》(2004/24/EC 号法令),它是草药产品在欧盟层面管理法规的核心,后又针对草药产品的安全性及有效性进行了科学评价,建立了草药专论作为促进草药药品技术在欧盟层面管理协调的依据,主要内容包括植物药的植物原料组成、剂型、剂量、适应证和禁忌证等,已经获得大部分欧盟成员国的接受,并成为成员国传统药品互认申请的依据。二是作为欧洲高品质药品药典标准,以及法律和科学基准的《欧洲药典》,其中发布的官方标准为开发、生产和营销过程中的药品或药用物质的质量控制提供了法律和科学依据。主要记载植物药的定义(包括规定指标成分的含量)、鉴别、检查、含量测定,其质量检测不仅注重植物原料微生物数量,还涉及有无放射性物质以及农药、杀菌剂、重金属和其他污染物的残留量等,因此,中医药想要在欧洲市场自由流通,还必须遵循《欧洲药典》的各项标准。相对于中草药而言,中医针灸在这些国家则仍处于一个灰色地带,既没有法律规定中医针灸是非法的,也没有法律规定中医针灸是合法医疗行业,针灸从业者基本上依靠自我管理。由于中医针灸对一些疾病疗效好、副作用小,因此深受民众的欢迎。然而对于政府来说,始终有一个隐患,如果出现医疗纠纷,如何保障患者利益?在行业自管下,一些不够合格的中医行业从业者,也造成了许多不好的影响。如何保证入行的职业标准,保障公众利益,就成了海外各国政府立法规管中医药的出发点。

当然,尽管大多数国家和地区基本对中医药持认可或中立的态度,也不排除有一些国家存在否定中医药的现象。此外,中医药流传到海外后,在不同地区也经历了不同程度的本土化过程,以更加适应当地的传统和临床需要。

2019 年 5 月 25 日,第 72 届世界卫生大会通过了国际疾病分类第十一次修订版,首次将包括中医药在内的传统医学纳入其中,传统医学正式接入国际主流医学分类体系。当前中医药发展的良好态势为中医药全球化提供了良好的契机,如何在此契机下促进中医药融入国际医疗卫生体系,建立健全国际中医药标准体系与运行机制,是一项迫在眉睫的任务。目前,我国国内传统医学健康服务评价工作需要加强,国际范围更是刚刚起步,倘若我们推动与开展这方面的研究,不仅能提升我国中医药健康服务的层次与水平,还能对国际传统医学健康服务的发展起到引领性的作用,促进传统和补充医学为全民健康覆盖做出积极的贡献。

参 考 文 献

[1] 诸国本.中国传统医学与西方替代医学的选择[J].世界科学技术——中医药现代化,2001,3(5):58-62.

[2] 中医药学名词审定委员会.中医药学名词[M].北京:科学出版社,2005.

[3] 徐江雁.中国医学史[M].2版.上海:上海科学技术出版社,2017.

[4] 严世芸.中医学术发展史[M].北京:科学出版社,2021.

[5] 张挺,李其忠.意象思维在中医认识疾病及临床诊疗中的应用[J].南京中医药大学学报:社会科学版,2015,16(3):141-145.

[6] 沈学勇.经络腧穴学[M].北京:中国中医药出版社,2016.

[7] 朱震亨.格致余论[M].北京:中国医药科技出版社,2018.

[8] 邹韬奋.邹韬奋文集[M].北京:线装书局,2009.

[9] 姚斐,安光辉,田健材,等.推拿功法少林内功对大学生甲皱微循环影响的研究[J].中华中医药杂志,2019,34(11):5443-5445.

[10] 梁正侠,王辉,阙小玲,等.六字诀功法联合六君子汤加减治疗慢性阻塞性肺疾病稳定期(肺脾气虚证)的临床观察[J].中国民间疗法,2021,29(22):49-52.

[11] 李艳萍,曾庆云.理气通经推拿结合八段锦锻炼治疗功能性便秘的临床观察[J].中医外治杂志,2021,30(6):50-53.

[12] 吴云川,韦庆波.少林内功对糖尿病前期患者生理心理调节的临床观察[J].中华中医药杂志,2015,30(9):3392-3394.

[13] 郭晓飞,项贤林.4种中国传统健身功法对失眠患者疗效的Meta分析[C].第十二届全国体育科学大会论文摘要汇编——墙报交流(体质与健康分会),2022:348-350.

[14] 蓝雯靖.MCI(认知功能障碍)与太极拳、八段锦的早期干预可行性分析——以成都市为例[C].2021年中国体育非物质文化遗产国际会议墙报交流论文集,2021:12.

[15] 方婷,马红梅,王念,等.芳香疗法应用研究进展[J].护理研究,2019,33(23):4093-4095.

[16] 李少华.阿拉伯香药的输入史及其对中医药的影响[D].北京:北京中医药大学,2005.

[17] 王玉川,刘占文,袁立人,等.中医养生学[M].上海:上海科学技术出版社,2013.

[18] 郭海英.中医养生学[M].北京:中国中医药出版社,2009.

[19] 王智森.基础藏医学史[M].北京:中国中医药出版社,2013.

［20］ 宇妥·元丹贡布，等著.四部医典［M］.马世林等，译注.上海：上海科学技术出版社，1987.

［21］ 甄艳，蔡景峰.中国少数民族医学［M］.北京：中国中医药出版社，2005.

［22］ 伊光瑞.内蒙古医学史略［M］.北京：中医古籍出版社，1993.

［23］ 单于德.中国回医药学丛书回医药学面面观［M］.银川：宁夏人民出版社，2016.

［24］ 张吉仲，刘圆，尹巧芝.中国民族医药学概论［M］.成都：四川科学技术出版社，2013.

［25］ 崔箭，唐丽.中国少数民族传统医学概论［M］.北京：中央民族大学出版社，2016.

［26］ 张山凤.浅议我国医疗服务市场机制、缺陷及政府干预［J］.现代经济信息，2019(19)：342－343.

［27］ 何清湖.论坚定中医文化自信［J］.湖南中医药大学学报，2020，40(10)：1189－1192.

［28］ 贾谦，杜艳艳，杨巨平.中医药战略地位研究总报告［R］.2005.

［29］ 陈络珈，肖树江，桑滨生.中国中医医疗服务需求与利用研究总报告［R］.哈尔滨：黑龙江科学技术出版社，2003.

［30］ 佘靖.中国的中医世界的中医［J］.中国卫生产业，2007(1)：45－52.

［31］ 陈家应，黄琳，朱岷，等.中医医疗服务现状调查分析［J］.中华医院管理，2008，24(6)：361－363.

［32］ 国家中医药管理局规划财务司.2019年全国中医药统计摘编［R］.2020.

［33］ 国家卫生健康委员会.2020年我国卫生健康事业发展统计公报［R］.2021.

［34］ 王国强.中医药管理局解读《中医药健康服务发展规划(2015—2020年)》［EB/OL］.中华人民共和国中央人民政府门户网站.

［35］ 国务院办公厅.中医药健康服务发展规划(2015—2020年)［S］.2015.

［36］ 国务院.中医药发展战略规划纲要(2016—2030年)［S］.2016.

［37］ 中共中央，国务院.关于促进中医药传承创新发展的意见［S］.2019.

［38］ 国务院办公厅.关于加快中医药特色发展若干政策措施的通知［S］.2021.

［39］ 李沛，张维斌，蒋琳，等.基于公共产品理论的医疗机构分类发展改革研究［J］.中国卫生事业管理，2016，33(7)：489－492.

［40］ 戴丽丽.我国出口信用保险模式研究［D］.北京：北京工商大学，2006.

［41］ 马广奇.制度变迁理论：评述与启示［J］.生产力研究，2005(7)：35－37.

［42］ 国家中医药管理局，等.关于实施基层中医药服务能力提升工程的意见［N］.中国中医药报，2012－9－12.

［43］ 高丽敏.卫生保健的公平性——中国卫生改革中一个绕不开的议题［J］.中国卫生经济，1998(2)：5.

［44］ 韩子荣.中国城乡卫生服务公平性研究［M］.北京：中国社会科学出版社，2009.

［45］ 陈育德，张拓红.卫生服务研究——理论与实践［M］.北京：北京大学医学出版社，2013.

［46］ 邱均平，文庭孝.评价学：理论·方法·实践［M］.北京：科学出版社，2010.

［47］ 国家中医药管理局规划财务司.2019年全国中医药统计摘编［R］.2019.

［48］ 张军平，王筠，郑培永.对传统中医药临床疗效评价问题的思考［J］.中西医结合学报，2005，3(3)：181－182.

［49］ 危北海，刘薇，苑惠清.构建中医临床疗效评价体系的探讨［J］.天津中医药，2006，23(5)：354－356.

［50］ 黄可儿.将生存质量引入中医药治疗类风湿性关节炎疗效评价体系的思考［J］.中国中医基础医学杂志，2003，9(5)：27.

［51］ 刘凤斌，方积乾，王建华.中医药临床疗效评价的探讨［J］.中药新药与临床药理，2004，15(4)：290－292.

［52］ 官少云.浅议中医药在社区卫生服务中的发展［J］.上海中医药，2007，28(2)：71－73.

[53] 童存存,赵明君,周端.中医药发展的几点思考[J].长春中医药大学学报,2011,27(6):896-897.

[54] 蒋飞雁,施永兴,肖洁汶,等.能力指数评价上海市社区中医药服务能力[J].中医药管理杂志,2014,22(9):1389-1393.

[55] 窦蕾,唐淑云,尹爱田.基于秩和比法对山东省县级中医院中医药服务能力综合评价研究[J].中国卫生统计,2013,30(3):377-381.

[56] Guyatt GH, Heyting A, Jaeschke R, et al. N of 1 randomized trials for investigating new drugs [J]. Control Clinical Trials, 1990, 11(2):88.

[57] Keller JL, Guyatt GH, Roberts RS, et al. An N of 1 service: applying the scientific method in clinical practice[J]. Scand J Gastroenterol Suppl, 1988, 147:22.

[58] 李廷谦,王刚,王蕾.我国中医药临床研究的现状和评价[J].中国循证医学杂志,2005,5(6):431-437.

[59] 杨小波,老膺荣,吴蕾.糖尿病中医药治疗性文献系统评价[J].浙江中医杂志,2004(9):389-391.

[60] 刘保延.真实世界的中医临床科研范式[J].中医杂志,2013,54(6):451-455.

[61] 上海市卫生和计划生育委员会,上海市中医药发展办公室.上海市中医医院中医药服务综合评价指标体系(2016版)[S].2016.

[62] 贾莹,李菁,尹爱宁,等.构建社区中医药服务能力评价指标体系研究[J].吉林中医药,2014(11):1093-1095.

[63] Joseph P. Martino. A review of selected recent advances in technological forecasting [J]. Technological Forecasting & Social Change, 2003(70):719-733.

[64] Brent Graham, Glenn Regehr, J ames G. Wright. Delphi as a method to establish consensus for 150 diagnostic criteria[J]. Journal of Clinical Epidemiology, 2003(56):1150-1156.

[65] UMA G. GUPTA and Robert E. Clarke. The theory and applications of Delphi Technique: A Bibliography (1975-1994) [J]. Technological Forecasting and Social Change, 1996(53):185-211.

[66] In Seong Chang, Yasuhiro Tsugimura, Mitsuo Gen, et al. An efficient approach for large scale project planning based on Fuzzy Delphi method[J]. Fuzzy Sets and Systems, 1995(76):277-288.

[67] Chitu Okoli, Suzanne D. Pawlowski. The Delphi method as a research tool: an example, design considerations and applications[J]. Information & Management, 2004(42):15-29.

[68] 段尧,郑明节,张新平.用德尔菲法建立医院药事管理评价指标体系的设计[J].药物流行病学杂志,2005,14(2):105-107.

[69] 王芳.社区卫生服务绩效评价指标体系研究[D].上海:华东理工大学,2006.

[70] Brown B. Delphi Proeess: A Methodology used for the elicitation of opinions of experts[M]. The Rand Corporation, 1968.

[71] Arnold Leving. A model for health projections using knowledgeable information[J]. World Health Statistics Quart, 1984(37):310.

[72] 艾尔·巴比.社会研究方法[M].李银河译.成都:四川人民出版社,1987.

[73] 徐天和,苏顺龄,田凤调.统计管理与健康统计分册·中国医学统计百科全书[M].北京:人民卫生出版社,2004.

[74] 杜栋,庞庆华,吴炎,等.现代综合评价方法与案例精选[M].北京:清华大学出版社,2008.

[75] 孙振球,徐勇勇.医学统计学[M].北京:人民卫生出版社,2002.

[76] 倪宗攒.医学统计学[M].北京:人民卫生出版社,2000.

［77］ 德威利斯.量表的编制.理论与应用［M］.魏勇刚，龙长权，宋武译.重庆：重庆大学出版社，2004.

［78］ Hays RD，Anderson R，Revicki D. Psychometric considerations in evaluating health-related quality of life measures［J］. Quality of Life Research，1993，2(2)：441－449.

［79］ 侯杰泰，温忠麟，成子娟.结构方程模型及其应用［M］.北京：教育科学出版社，2004.

［80］ 黄芳铭.结构方程模式理论与应用［M］.北京：中国税务出版社，2005.

［81］ 李旭，Gall Huon，钱铭怡.在临床心理学领域运用结构方程模型的思路与步骤［J］.中国临床心理学杂志，2001，9(2)：149－152.

［82］ Mac Callum RC，Austin JT. Application of structural equation modeling in Psychological research［J］. Annual reviews of Psychology，2000(31)：201－226.

［83］ 李美娟，陈国宏，陈衍.综合评价中指标标准化方法研究［J］.中国管理科学，2004(10)：65－67.

［84］ World Health Organization. WHO Traditional Medicine Strategy (2014－2023)［S］. 2013.

［85］ 李屹龙，刘祎，卞跃峰，等.传统医学全球发展浅析［J］.中华中医药杂志，2020，35(7)：3578－3581.

［86］ 张海涵，宋欣阳.基于《世界卫生组织传统和补充医学全球报告 2019》的传统和补充医学全球发展分析［J］.中华中医药杂志，2020，35(6)：3090－3093.

［87］ 海外华人中医药群集体.国际中医药发展和立法情况概览［J］.中医药导报，2016，22(9)：1－5.

［88］ 金燕，朱容钰，宋欣阳，等.希腊医疗现状与中医药发展前景分析［J］.世界科学技术——中医药现代化，2019，21(12)：2695－2700.